U0256116

Der Ernährungskompass

Das Fazit aller wissenschaftlichen
Studien zum Thema Ernährung

Bas Kast

减肥
抗老
免疫

复原力可以吃出来吗？

[德]巴斯·卡斯特 著

钱凤楠 译

中信出版集团 | 北京

图书在版编目（CIP）数据

减肥、抗老、免疫：复原力可以吃出来吗？ /（德）
巴斯·卡斯特著；钱凤楠译 . -- 北京：中信出版社，
2024.6
ISBN 978-7-5217-6585-4

Ⅰ.①减… Ⅱ.①巴… ②钱… Ⅲ.①饮食营养学
Ⅳ.①R155.1

中国国家版本馆CIP数据核字（2024）第 097563 号

减肥、抗老、免疫——复原力可以吃出来吗？
著者： ［德］巴斯·卡斯特
译者： 钱凤楠
出版发行：中信出版集团股份有限公司
（北京市朝阳区东三环北路 27 号嘉铭中心 邮编 100020）
承印者： 嘉业印刷（天津）有限公司

开本：787mm×1092mm 1/16 印张：17.25 字数：210 千字
版次：2024 年 6 月第 1 版 印次：2024 年 6 月第 1 次印刷
京权图字：01-2024-2717 书号：ISBN 978-7-5217-6585-4
定价：69.00 元

版权所有·侵权必究
如有印刷、装订问题，本公司负责调换。
服务热线：400–600–8099
投稿邮箱：author@citicpub.com

目　录

I

引言

我缘何
彻底改变了饮食习惯

那天，我的心脏"罢工"了

记得那是几年前的一个春日傍晚，空气很清新。我开始像往常一样慢跑，突然我感觉心脏不大对劲。这种轻微的疼痛是我过去几个星期里新添的小毛病，虽然以前从未有过，但我也没在意。最近几天情况仍是这样，每次还没跑几步，我就能感觉到一种不太正常的心脏跳动。

其实这也不是什么大事，这种情况就像是心脏在打嗝，持续时间非常短，很快就消失了。

我继续向前跑，但还没跑出一公里就停了下来。当时的感觉就像是我飞快地撞向一面看不见的墙，这面墙很粗暴地将我困在了原地。我不知道该如何描述这种感觉——就好像一只铁手将我的心脏用力抓住，然后又猛地一下子压扁。

我当时感觉很疼，但这还不算最糟糕的。最糟糕、最可怕的是，我感到有一个力大无穷的人疯狂碾压我的身体，压得我站不起来。我立刻停了下来，不是因为我想休息一下，喘口气，而是因为不得不停下来。我就站在那里，捂着胸口喘着粗气，希望这种感觉能马上消失，希望这次我也能像以前一样侥幸无恙。

我弯着腰，双手撑在大腿上，咳嗽着、喘着粗气，不知道这样

减肥、抗老、免疫

站了多长时间。过了好一阵，我小心翼翼地迈出一步，开始试着小跑，心里很是没底，不一会儿又停下来休息。

我不敢慢跑了。

＊　＊　＊

跑步是我一辈子的爱好。但从来都不是为了健康，至少从前不是。相反，跑步对我来说好比是喝酒，我就像一个酗酒者，越跑越让我兴奋。至于健康，我总觉得它是一件不需要担心的事。

出于这个原因，我也从来不在乎自己吃什么。作为德国《每日镜报》的科学编辑，我可以连续多日靠咖啡和薯片过活。现在说起来会感觉惭愧，但当时我就是一个令我的侄女们羡慕嫉妒的叔叔——我可以用巧克力当早餐，用辣味薯片配啤酒当晚餐。侄女们每次来看我的时候，都会满脸惊讶地问："你晚饭真的吃薯片吗？"我会回答："有时是这样。"为什么不呢？我似乎可以想吃什么就吃什么，而且我怎么也吃不胖。

但是，到了35岁左右，我这种"吃不胖"的体质就消失了。我的身体再也无法轻而易举地消化所有垃圾食品。虽然我像往常一样每天慢跑，但我的腹部逐渐大了起来，确切地说，是腹部出现了极其顽固的"游泳圈"。

也许还不如不跑步，不跑至少能让我胖得快一点，我也能明显地感觉到身体出了问题。而现在，我只是慢慢地变胖，纵然变胖，我还是觉得自己蛮健康的。

直到那个春天的傍晚，我的心脏不得不急刹车。

读到这里，你可能会想，我一直到那个可怕的傍晚才对自己的身体有了清晰的认知，而且是因为我的身体亮起了红灯。事实上我什么措施也没做，还把自己当成个不会胖的运动员，认为我的身体只是暂时"迷路"了而已。

几个月的时光匆匆如流水，我仍像往常一样跑步。之前，我已经适应了每次跑步时心脏的异常搏动，而现在，我也适应了新添的毛病，它发作起来时而剧烈，时而轻微。只是我再也不能如从前那般轻松、那般毫无顾虑地跑步了。我每迈出一步，都做好了心脏可能会再出问题的心理准备。通常，我不用等很久，这种感觉就会出现。

一次，这种感觉在我深夜熟睡时袭来。我蜷缩成一团，半清醒半迷糊。我抓住枕头，或是出于恐惧抱住了我妻子。"你没事吧？你做了个噩梦！"妻子试图安慰我，"只是个梦而已。"但只有我自己清楚，那个时刻的感觉并不是梦。

亲爱的读者，我能想到你看到这里时的内心所想。是的，我曾想过去看医生，甚至不止一次站在了诊所门口。但我心里对看医生更多的是抗拒。我对医生没有意见，如果到了非看不可的时候，我会因为有如此发达的现代医学而感激。但我认为，对我的健康而言，我自己永远是第一责任人，只有当我的生命进入倒计时，医生才能对我有帮助。所以我必须采取一些措施来改变现在的状况。

如今我才四十出头，不久前初为人父，儿子仍幼小，而我的身体却已经开始走下坡路了，这比我预想的早。身体的不良反应迫使我开始思考：我之前在以一种怎样的方式生活？更确切地说，我之前那种比较"随意"的饮食习惯，是不是不太健康？

可以说，每一个逐渐老去的人，心里都住着一个青年，也就是年轻时的自己，我也不例外。我的内心依旧年轻，身体却已经出现了衰老的迹象，这令我有些恐慌。不过，脚上的泡大抵是我自己磨出来的，如果我什么也不改变，那后面等待我的将会是什么呢？

对于自己的缺点和不足，我们往往避而不谈。就算镜子摆在我们面前，我们依然会主动忽视掉一些瑕疵。但是在某个时刻，"警钟"突然响了起来。如果你足够幸运，它可能也不会给你带来太多麻烦，但它一定在提醒你：从现在起不得不做出改变了。

这本书聚焦于"健康饮食"，专注于那些能够帮助我们预防重大疾病的饮食，聚焦于那些能够帮助我们抗衰老的饮食。而当时的我，还没有想到这本书会以我的心脏不适来开篇，我把心思都花在了如何减轻心脏负担的问题上。所以我开始查找资料，脑子里只有一个问题：为了保护我的心脏，我应该怎么吃？

带着这个问题，我进入错综复杂而令人向往的知识海洋，开始探究关于营养学和肥胖的问题，开始与新陈代谢相关的生物化学和营养医学打交道，开始接触目前发展势头正猛的交叉学科——老年医学，它聚焦人体的衰老进程，研究范围涵盖了分子机制到百岁老人的健康秘诀。他们的身体内到底藏着什么秘密？为什么有些人衰老得比别人慢？为什么有些人六七十岁还很健康，而有些人才四十岁就已经一身病？为了延缓衰老，我们能采取哪些措施？

我疯狂地搜集与这一主题相关的各种研究资料，好像这关系到我的性命。不过在一定程度上也确实如此。我学习这些知识，不是作为一个学术新人或科研小白学习知识，而是因为它们确实关乎生死。我的书房、客厅和厨房堆满了各种研究资料。几十份、几百份，甚至上千份（我已经很久没数过了）。就这样，几个月的时间过去了。

年复一年。

一扇通往新世界的大门向我徐徐敞开，这个世界充满了令人惊奇而震撼的知识，这些知识改变了我、改变了我的生活。我从前深信的很多关于减肥和健康饮食的认知都与搜集到的研究结果相悖，外界广泛流传的关于饮食的建议和减肥的"妙方"可能反而对人体有害。

　　其中一个例子就是 20 世纪 80 年代逐渐蔓延开来的"脂肪恐惧症"。时至今日，仍有许多官方的健康组织和机构建议我们尽量不摄入脂肪。乍一听，这些建议都挺有道理的，毕竟吃脂肪就长脂肪（事实上这只会让情况更糟糕）。此外，他们还说脂肪会堵塞我们的血管，就像是堵住了排水管，进而造成心肌梗死。他们说，要抵制高脂肪的肉类，例如吃鸡不能吃皮；还说要远离全脂奶、夸克酸奶、希腊酸奶、黄油和油腻腻的沙拉酱。一些煞有介事的心脏病专科医生甚至还建议少吃或不吃牛油果和那些令人垂涎的"热量炸弹"——坚果……

　　然而，这些建议究竟给我们带来了什么呢？谈"脂"色变和对低脂饮食的狂热崇拜有效果吗？它们真的帮助我们变瘦变健康了吗？只要稍微看一看真实的数据，就能得出结论：并没有！而且截然相反——"脂肪恐惧症"会引起肥胖，让我们饱受折磨。尽管这样，包括德国营养协会（DGE）在内的很多有影响力的组织还在坚持倡导低脂饮食。

　　对脂肪的妖魔化会产生很严重的不良影响。那些抵制脂肪的人会不可避免地选择吃其他东西，而其中就包含"快碳水化合物"，例如白面包、土豆、大米和其他一些含糖较多的加工食品。与大多数脂肪相比，这些营养含量低的快碳水化合物才是真正致使我们超重或肥胖甚至变得不健康的"头号杀手"。

当今时代，为人所熟知的一点是，脂肪并不会自动让我们发胖（当然有些高脂肪的零食吃了是会胖，比如我曾经最爱的薯片）。很多减肥人士都是将教条式的减肥食谱抛到脑后，通过科学摄入脂肪取得成功的（详见第五章）。就算是对肥胖人士来说，富含脂肪的食物也可以成为很好的瘦身帮手哦！

此外，一些富含脂肪的食物对身体健康也有好处，关于这些食物，我们平常不仅没有过量摄入，反而是吃得太少了：

- ω-3 脂肪酸：常见于高脂肪鱼类中，如鲑鱼、鲱鱼和鳟鱼等，同时也大量存在于亚麻籽和奇亚籽中。它不仅不会导致血管堵塞，反而可以降低心血管疾病的患病风险。
- 坚果：每天吃两把脂肪含量丰富的坚果，不仅不会使人变胖，还会帮助我们在保持好身材的同时将患癌和患心血管疾病的风险分别降低 15% 和 30%。如果糖尿病患者和传染病患者每天坚持吃坚果，他们在该疾病上的死亡风险则会分别降低大约 40% 和 75%。
- 橄榄油：高品质的橄榄油中含有的物质可以抑制哺乳动物雷帕霉素靶蛋白（mTOR），它是机体衰老的控制中心。所以经常摄入橄榄油可以延缓衰老，橄榄油已被证实是一种抗衰老食物（详见第八章）。

*　*　*

我们日复一日地探寻饮食之道，无时无刻不在接收新的信息，所以，当一个新的"饮食大法"出现，企图吸引我们的眼球时，我们往往并不会赏这个脸。当我看到像"七天保瘦的终极快速节食减肥法！"这样的标题时，我只想对它说一句："请不要再刷我屏了，好吗？"由于大多数减肥食谱都完全不着调，医生们也就不再愿意花时间去甄别这些食谱，往往把它们视为江湖骗术。因此，几十年以来，即使信息很发达，人们也还是宁愿相信那句格言："少吃多动。"它被奉为唯一可靠的减肥方式。大家认为，"少吃多动"的原理是"能量平衡"。

然而在实践中，这句话对减肥人士的帮助微乎其微，完全是一种不切实际的空谈。

诚然，这种减肥方式在逻辑上似乎没有什么不对，就好比对一个酒鬼说"你少喝点儿"。但是，"少喝点儿"对酒鬼真的有用吗？想必酒鬼本人最清楚。

与"少吃多动"逻辑类似的另一种说法是：肥胖的原因是我们摄入的热量超过了我们所燃烧的热量。这句话从字面意思来看的确解释得清——比尔·盖茨为什么那么富？当然是因为他挣的钱多于他花的钱！看起来确实是这样的。更确切地说，他挣的钱远远多于他花的钱。但他是如何实现的呢？回到减肥这一话题：是什么导致我们日常所摄入的热量大于我们所消耗的呢？根本原因是什么？我们怎样从根本上遏制这种状况甚至将其反转？

在这些问题上，有一点很有趣——肥胖往往伴随着脑部炎症，这种情况就好比是大脑"感冒"了，无法接收到身体发出的"吃饱了"的信号。这样，超重就会愈发严重。如果我们通过摄入 ω-3 脂肪酸等能够帮助修复大脑损伤的营养元素，体重自然就会减下来，因为经过修复的大脑可以接收到饱腹的信号，饥饿感也就比之前降低了。

很多减肥人士不愿照搬官方的饮食建议，而是倾向于寻找其他

减肥、抗老、免疫

信息。很遗憾的是，这些信息来源往往不太靠谱。我现在不再相信任何权威，我只拿客观数据说话。在这本书中，我将我所积累的数据进行整合，将最重要的结论呈现出来。后面内容将会围绕以下几个基本问题展开：

● 如何高效减重？
● 如何通过饮食来预防疾病？
● 如何甄别关于饮食的科学和谬论？
● 如何通过合理的膳食来延缓衰老？

主题1：如何高效减重

你可能觉得，"如何高效减重"是一个老生常谈的话题，针对这个问题的答案在此前均已述及。然而，我在这里想要介绍的是一些极为"冷门"的认知，它们在学术圈之外虽然鲜为人知，但对减重大有裨益。

例如，几年前哈佛大学的一项大型研究发现，确实有一些食物可以帮助我们有效避免肥胖（见图0.1）。其中有不少常常被我们错误地当成"热量炸弹"的食物，比如坚果、酸奶等。我们越吃这些食物，体重增长得越慢。

这听起来似乎很荒谬，怎么可能？酸奶相关的制品是通过何种途径发挥其积极作用的？[1] 我要怎么在多吃的同时还能避免长胖呢？

---

[1] 前提是我们所谈论的是因果关系，这一点还会在本书后续内容中不断出现。

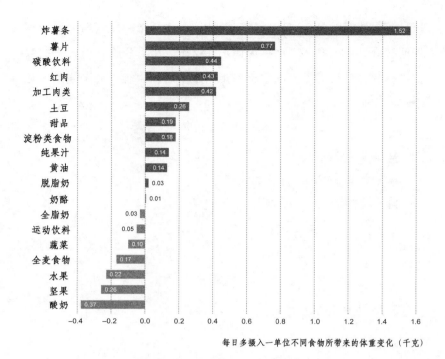

每日多摄入一单位不同食物所带来的体重变化（千克）

图 0.1　同一单位的不同食物对体重的影响

炸薯条、薯片和碳酸饮料是当之无愧的导致体重增加的"三大元凶"，而酸奶、坚果等食物则能够很好地帮助我们控制体重。在这项实验中，哈佛大学的研究人员历经四年的时间观察上千名受试者的体重增长情况。四年间，他们的体重虽逐渐增长，但增长的程度却截然不同，而这在很大程度上取决于他们的饮食。那些每天多吃一单位炸薯条的人四年内体重上涨了 1.52 千克；相反，那些每天多喝一单位酸奶的人体重几乎不怎么上涨。上图中，"加工肉类"主要指培根和热狗，"淀粉类食物"包括英式松饼、百吉饼、油煎饼、华夫饼、白面包、大米饭和意大利面（后续章节会对"淀粉"做出具体解释），"土豆"则包含煮土豆、烤土豆和土豆泥。

减肥、抗老、免疫

这真的不是开玩笑吗？还有我们最常讨论的话题：为了减掉超出的那部分体重，我们真的需要挨饿吗？有没有更高效的方法？

因此，针对上述问题甚至所有涉及"超重"与"减重"的问题，我们都应着眼于：一份持续有效的减肥食谱，什么才是其关键组成部分？为什么采用节食方法减肥总是失败？究竟失败在哪里？如何才能避免走弯路？

人类在这个领域的认知不断扩展，效果显著。过去几年所得出的一项结论帮助我们认识到，什么时候我们会主动停止摄入食物，什么时候会不受控制地往嘴里塞食物。我认为，这一结论意义非凡，因其帮助我们理解了当今时代的"超重"。每一个想要审视自己饮食行为的人，每一个想要轻松减肥的人，都应了解这一结论。在第一章中，我将会对其进行详尽的阐述。

另一方面，一份对我们所有人都适用的"万能减肥食谱"显然是不存在的，因为不同的人对特定的减肥食物反应也不同。重要的是，这份食谱能够对我们的身体产生积极的作用——是低脂，还是低碳水（这里的"碳水"指的是碳水化合物，即糖、面包、面条、大米、土豆等，"低碳水"指的是或多或少地减少对这些食物的摄入）？因此，这取决于每个人的自身情况，不要盲目地照搬别人制定好的减肥食谱，而是应该为自己"量身打造"。

这是一场微小的变革，它意味着时代的更迭，这个时代，将不再有统一而死板的饮食规则。至于那些不太科学甚至是未经证实的饮食理念和减肥技巧，我认为，直接去调查它们的研究来源，对你的减肥过程更有指导意义，因为只有这样你才可以不断修正你的减肥方式。"科学减肥"是本书所讨论的首要话题和核心话题，我将不断围绕其展开。

主题 2：如何预防老年疾病

我在过去几个月甚至几年里搜集了许多研究资料，它们不仅对"只"想减肥的人有帮助，而且还能"救命"。本书所探讨的第二大主题就是，如何通过饮食来预防疾病，纵使光阴流逝，年华更替，也还是能够让人葆有健康与活力。

前已述及，特定的科学饮食可以预防心血管疾病，甚至在一定程度上可逆转患者的病情。通过清晰的 X 光片，我们可以用肉眼观察顽固的血管堵塞是如何慢慢消失的。

心脏病患者忍受着病痛带给他们的巨大折磨，与之相比，平日里我的那些小病小灾都不算什么。那些做完三次心脏搭桥手术的患者被送回家后，得到了身边人的鼓励，也在他们的建议之下为自己买了一把摇椅。然而，他们最后的归宿还是躺在摇椅上静待死亡的到来。他们当中的一些人还会经历难以忍受的胸部疼痛，也就是心绞痛，这种痛楚让他们无法平躺，只能坐着睡觉。殊不知，如果改变饮食，大部分疼痛就将会在几个月甚至几个星期后完全消失。

这项研究成果证明了饮食的神奇力量，而这种力量完完全全掌握在我们手中，是我们自己可以控制的。原来，仅靠饮食改变，就可以让原本脆弱的生命重见光明。

类似的研究成果还有很多。现如今，世界各地的科学家都在尝试通过特定的实验性饮食来治疗常见疾病或绝症：

减肥、抗老、免疫

这两张 X 光片向我们展示的是左冠状动脉的一部分。冠状动脉是供给心脏血液的动脉。左图（A）呈现的是血管的病变状态——呈树枝状，左侧白色线条所标记的部位非常狭窄，犹如血管被压缩，影响了血液的流通。而右图（B）呈现的则是在严格执行 32 个月素食计划后同一患者的血管。我们注意到，同一部位已不再狭窄，血管恢复了健康。不难看出，

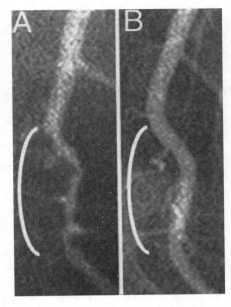

图 0.2　改变饮食后冠状动脉的影像变化

心血管疾病不仅能够在没有任何外科干预和药物控制的情况下得到遏制，而且病程是可逆的。

● 英国纽卡斯尔大学的研究人员对一群糖尿病（2 型糖尿病①）患者实施严格的饮食控制，除此之外并没有采取任何其他的干预措施。结果表明，仅在一周之内，这些患者原本失控的空腹血糖值就恢复了正常。仅两个月后，他们便从这种慢性病中解脱了出

---

① 糖尿病是血糖控制失调所带来的疾病。我们的身体努力地维持血糖稳定，让血糖不高也不低。但是糖尿病患者的这种调节功能失调了，血液中循环着过多的葡萄糖。本书中所提到的糖尿病均为 2 型糖尿病，这是最常见的糖尿病类型。该类糖尿病的病情发展是渐进式的，而且受生活习惯和饮食习惯的影响。肥胖是主要的风险因素，减肥和运动不仅可以抑制 2 型糖尿病，而且往往还能让病情好转。——译者注

来。自此，该研究组的捷报频传，不断取得新的研究成果。简言之，糖尿病被许多研究证实是可以治愈的。

● 神经科学和阿尔茨海默病研究领域的知名专家、加利福尼亚大学洛杉矶分校（UCLA）巴克衰老研究所的创始人戴尔·布雷德森博士，同时也是诺贝尔生理学或医学奖得主史丹利·布鲁西纳教授曾经的学生，现如今正在治疗越来越多的记忆力出现减退的患者，其中一些患者甚至已经处于阿尔茨海默病早期。他根据患者的个体情况为其制定饮食，并补充 ω-3 脂肪酸，吃特定的蔬菜，补充维生素，如维生素 D_3 和 B 族维生素。该研究虽然尚在进行中，但已经取得了轰动性的成果——经过 3~6 个月的治疗，很大一部分患者的健忘症状得到了明显的改善！一项最新的小型实验性研究表明，所有因精神问题而不得不放弃原有工作的患者，如今都恢复得不错，可以回到原先的工作岗位了。

我大学时学的专业以及后来从事新闻和写作工作的方向都是脑研究。因此，当我知悉这些患者大脑中受损的区域又重新运作起来时，我感到非常震惊。在这里我们不得不提到一个对记忆起着至关作用的大脑结构——海马，它的英文名称"Hippocampus"源自拉丁语，是"海马"的意思，因其外形酷似海马而得名。通过磁共振成像，我们可以观察到一个 66 岁男性海马容量的变化：经过 10 个月的饮食控制，他的海马容量竟然从 7.65 立方厘米扩大到了 8.3 立方厘米！

写到这里的时候，我内心的震撼仍然没有完全平复。即便是在德国或其他发达国家和地区，心血管疾病依然是导致死亡人数最多的疾病之一，是人类的"头号杀手"，而它竟然不仅能得到遏制，而且是可逆的？糖尿病患者可以在不吃一点药的情况下好转？早期阿

尔茨海默病患者竟然也能通过饮食治疗实现可逆？ [1]

很多人认为，这些研究取得了全球高科技制药产业以数十亿美元预算研发都未能取得的重大突破，它们一定会被刊发在互联网和报纸上，被人注意、被人讨论。其实不然，我们每天接收各种各样的信息，经常被那些废话连篇的"饮食科普文"刷屏，以至于我们当中的大多数人很少甚至从未听说过这些研究成果。对此，我感到很遗憾。我希望能通过这本书来传达一些积极的信息，为糟糕的现状带来一些改变。

主题 3：营养神话，是真是假

写这本书本来是源于我个人的健康问题，但这些开创性的科研成果进一步拓展了我的信息检索范围。现在，我想要找寻的是科学界对于"健康饮食"的普遍认知，我力求将那些能够打开健康大门的"金钥匙"从纷繁冗杂的营养学研究中"挖掘"出来。

之前，我家到处都堆着我收集的各种菜谱，我的"烹饪实验"却经常以失败而告终，这也经常让来我家做客的亲朋好友惊讶不已。而现在，令他们感到惊讶的则是我家铺天盖地的零散纸张，那都是我收集的关于营养学研究的资料。每次向他们介绍我查到的研究结论时，我都能不出意料地同时得到两种回应：一些人喜出望外，对

---

[1] 我的表述很谨慎，因为这些研究尚处于初步阶段（而且很多人可能会觉得这种事太好了，不可能是真的）。在新的研究证实此结论之前，这种怀疑是合情合理的，希望新的研究结果早日出现。

这些此前从未听过的信息感觉如获至宝；而另一些人则比较反感，不愿意听我唠叨这些看上去很神奇的饮食知识。

很多人对营养学研究有一种印象，说好听点，那些研究结论常常彼此矛盾。例如，牛奶这种东西时而被定义为"对健康有益"，时而又被判为致病食品甚至致人早逝的"凶手"，不久后却又宣告被误判了。应该怎么正确使用黄油，是直接从冰箱里拿出来就放到锅里加热吗？面包、面条和土豆应该怎么吃？面食，更确切地说麸质（一种存在于许多种谷物中的蛋白质）是一切疾病的罪魁祸首吗？还是糖？最后，一个很重要的问题：椰子油对健康怎么样？

毫无疑问，我们应当关注这些学术界不断取得的科研成果，但我们也不能忘记那数以万计的"砖家"。我们每天接收的信息真真假假，纷繁芜杂，这可真离不开这些"砖家"的"贡献"，如果权当什么都没发生过，那真是太不公平了。

每一位"砖家"都清楚地知道自己的阵营，并对敌方阵营的同行嗤之以鼻。倡导低碳水与倡导低脂肪的"砖家"彼此厌恶；那些自以为引领时代潮流的素食者在别人吃烤肉时像个传教士一样喋喋不休，鼓吹吃素的好处。这些"砖家"总是"公说公有理，婆说婆有理"——因为他们总能在某个地方找到一项所谓的美国研究报告来为自己的饮食理念做支撑（推翻这些谬论需要时间，但我们现在能从谬论的困顿中脱身……）

简言之，我陷入了真假信息的泥潭。我该怎么办？深思熟虑后，我决定硬着头皮继续前行，就是为了从这一片混沌中分辨出究竟哪些是谬论，哪些是真理，哪些观点可以经得起反复推敲。这个问题构成了这本书的第三大主题。

但我也感到很开心。作为一个科普书作家，我的职责仅限于对成百上千项科学研究进行分析，提取有用的部分，进而整合在一起。因此，我虽陷入泥潭，但总归是一个局外人。我的局外人身份让我能够客观理性地看待每一项结论，摒弃那些意识形态的争辩。在饮食方面，我是一个不可知论者，对我来说只有一个评判标准，即"有效"。

主题 4：如何"越吃越年轻"

怎么样定义"健康"的饮食？ [1] 就像开头提到过的，对当时的我来说，最紧要的当然就是找到一份对心脏有好处的食谱。在不断查找资料的过程中，我逐渐认识到，在德国虽然心血管疾病属于导致死亡的头号疾病，但健康饮食的作用也不仅限于保护心血管，或者说它最重要的作用不在于此。

一份真正称得上"健康饮食"的食谱，应当对除心血管疾病之外的诸多疾病也都有预防作用。说白了，如果我通过特定的饮食换来了一颗无坚不摧、百毒不侵的"钢铁心脏"，却患上了痴呆，那我图什么呢？

因此，我的目标是向读者介绍一种集万千优势于一体的饮食模式。但这真的可以实现吗？

事实证明，这项任务虽然很艰巨，但也不是不可能完成。那些对心脏有好处的食物同样能够在一定程度上保护大脑和身体的其他

---

[1] 作者在此书中对"饮食"一词所采用的表达均为"Diät"，与英文单词"diet"意义相同，该词在内涵层面相对中立，且通常指有助于减重的饮食模式，但采取该饮食模式的人群却不一定都以减重为目的。——译者注

部位。但是它们之间存在联系，还有一个更深层次的原因。

图 0.3 列举出了位列德国前十的"健康杀手"。如果你观察纵坐标，则不难发现，有一个名词的出现频率出奇地高，它就是"心脏"或"心"！是的，年轻人通常是令人羡慕的对象，因为他们的心脏往往很健康，患心肌梗死或脑卒中的概率趋近于零。童年时期的我们也从来不用担心自己患上高血压，更谈不上阿尔茨海默病或者其他类型的认知障碍。至于患癌的风险，也是上了岁数以后随着年龄的增长而增加的。与之相似的还有其他一些疾病，包括：

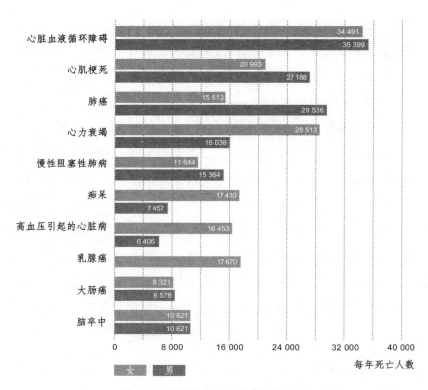

图 0.3　德国排名前十的致命性疾病

减肥、抗老、免疫

- 类风湿性关节炎

- 骨质疏松症

- 年龄相关性黄斑变性（黄斑区为视网膜上视功能最敏锐的组织
  结构，年龄相关性黄斑变性又称老年性黄斑变性，是黄斑区结
  构的病理性衰老改变）

- 老年性肌少症

- 帕金森病

2型糖尿病是最常见的糖尿病类型，因其多发于中老年人，又称"成人发病型糖尿病"。然而，由于少年儿童的饮食不均衡和暴饮暴食，现在越来越多的青少年也被诊断出糖尿病。至于肥胖和腹部出现的"游泳圈"，大部分人也和我一样，一直等到上了年纪，不再青春年少，才开始与之做斗争。不管从生物学角度来看意味着什么，导致上述所有疾病的最大风险因素都是年龄的增长。

预防这些疾病的有效手段可能就存在于饮食之中——我们或许可以制定一份旨在延缓衰老的食谱。所以，在本书中，我不仅要找寻那些可以帮助我们预防老年疾病的食物，而且还要探究饮食是如何影响衰老进程的，而这也是本书的第四大主题。某些食物是不是会让我们加速老去？反之，有没有食物可以让我们"越吃越年轻"？这种想法是不是有点天真？

为了不让你对我产生误解，我在此要特别说明：这样的饮食不是为了"续命"，也不是为了让你拖着一个羸弱的身体活到180岁，而是为了尽可能地预防因衰老而出现的疾病，降低患心血管疾病、癌症、痴呆等疾病的风险。通过合理的饮食，身体或精神上的衰弱可能会延迟出现，理想的话，甚至可以延迟到生命最后的时日才出

现，让你不会被疾病困扰数十年。这种情况下，你的身体就会长期保持年轻状态。

所以重点不在于"我们变得多老"，而在于"我们是如何变老的"。我想象着，在 88 岁生日那天，我最后一次领着可爱的孙子孙女们同往常一样去露天泳池游泳，或是慢跑几圈，然后在晚上安详平静地睡去，再也不醒来。在医学术语中，这样的现象被称为"发病率压缩"，它的目标是通过预防所有老年慢性疾病，增加人类平均预期寿命，而不是人类最大寿命。在这种情况下，老年人直至死亡都保持着积极的生活状态。

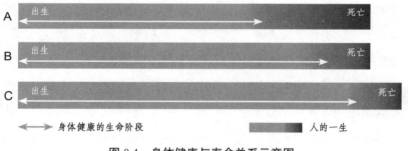

图 0.4　身体健康与寿命关系示意图

上了年纪以后，我们时常要与各种疾病做斗争，这让我们的晚年常常不得安生。如情形 A 所示，整个长方形代表的是我们的一生，箭头部分代表的是身体健康的人生阶段，后期，伴随着病痛的折磨，人生逐渐走向灰暗，最终淹没在一片黑暗之中。虽然健康的饮食很难将我们的生命延长，但它能够发挥重要作用，让我们更长久地保持健康，正如情形 B 所示，受疾病侵袭的黑暗部分被压缩至生命的最末端。然而，健康的

　减肥、抗老、免疫

饮食也可能具有以上双重功效，即在帮我们保持长久健康的同时延长我们的寿命（见情形C）。这听起来似乎太过乐观，但很多研究显示，无论是动物还是人，近些年预期寿命都得到了显著的增加，这一点说明情形C并不是痴人说梦。

好了，说得有点多了。言归正传，虽然以上情形目前尚处在设想阶段，但研究人员已经开始精准破译衰老背后的生理机制。其中一项研究结果显示，我们可以通过合理的饮食或禁食来影响生命周期：衰老的速度是可以人为控制的，它的加速或延缓取决于我们吃什么、吃多少。换句话说，在一定程度上，我们吃的有多新鲜，身体状态就有多年轻。

例如，通过将小鼠食物中的蛋白质含量从50%降低至5%~15%，我们可以将这些小动物的寿命延长100~150个星期。这些"玛土撒拉鼠"（以《圣经》中活到969岁的长寿人物玛土撒拉的名字命名的长寿鼠）表现出的最主要特征是更低的血压和胆固醇。值得强调的是，它们之所以长寿，不是因为它们整体吃得少，而是因为它们有所侧重地减少了蛋白质的摄入量。

类似的研究还有很多，它们的原理大多是相通的，因为那些调节细胞生长的因子，如"mTOR"和"IGF-1"（胰岛素样生长因子）通过特定的营养物质调控衰老进程，而这一点在许多物种（包括人类）身上都表现出了惊人的相似性。比如，一项针对6000人的实验结果就与上述"长寿鼠"的实验结果类似——那些在中年时期摄入更多蛋白质（特定量）的人往往会更早死亡，他们的死亡风险增加了74%，患癌风险增加了四倍！

这里指的是哪一种蛋白质？我应该远离牛奶吗？还有什么其他的营养物质会加速衰老？我应该怎样影响上述调节细胞生长的因子，让它们转变方向，延缓衰老？这些问题的答案你都会在接下来的章节中找到。

你可以从本书中得到什么

一言以蔽之，本书将带你穿梭在营养学和有关衰老研究的世界中，探索其中的奥秘，它汇集了过去几十年里人们在实验室、医院及对长寿人群的观察中所发现的关于健康饮食与营养的知识。全书的核心在于发现健康饮食的规律，揭示这些饮食是如何降低患各种疾病的风险并延缓衰老的。

别担心！我不会甩给你一份无聊的饮食计划然后强迫你去执行，你更不需要严格计算热量或者其他数值。不要"计算"你的饮食，而是享受它带给你的快乐。本书旨在提纲挈领地让读者了解什么食物该多吃，什么食物该少吃。基于这一基本框架，你可以根据自己的喜好亲自品尝和体验。你可以在本书严谨的理论基础之上制定自己专属的饮食方式，告别从前愚笨的方法，不再复制别人的食谱，不再听信谣言与减肥神话。

我希望你能够用自己的方式最大化地利用这本书，让它不仅能帮助你延缓衰老、延长寿命，还能丰富你的日常生活。在撰写本书的过程中，我总能发现新的乐趣，我会去购买那些我不太熟悉的食物和配料，烹饪并品尝新的菜品。

减肥、抗老、免疫

对了，我要告诉你，现在我的心脏已经没有问题了，腹部的"游泳圈"也消失了，我感到前所未有的健康与活力，我又能自由地跑步了。

第一章

蛋白质 1：

一种能让你变瘦的 "魔法"

从摩门蟋蟀同类相食想到的

2001年，一群人从英国牛津来到瑞士南部阿尔卑斯山区的一间小木屋里，他们此行的目的不是纵情山水，也不是田园高歌，他们既不远足，也不滑雪。是的，他们来到这里，只是为了吃。

来到这间小木屋里的每一个人都想先饱餐一顿，但随即便开始了他们的实验性研究。该研究后来成为肥胖研究历史上的一个重要里程碑，对每个想要高效减肥（不用怎么挨饿的减肥方式）的人来说都具有重大意义。但是，这项研究自始至终都无法走进大众视野，甚至大多数营养学家都不正眼看它。

这是为什么呢？原因可能是，这项研究是由两位非传统营养医学领域的研究者发起的，他们分别是澳大利亚的昆虫学家——史蒂芬·J.辛普森和戴维·劳本海默。

什么？昆虫学家？天啊，他们研究的内容和我的饮食有什么关系？

这也许是你现在的疑问。但我可以告诉你，两者不仅相关，而且非常相关。辛普森和劳本海默在研究过程中发现了一个非常重要的现象。为了将这一现象形象化，我决定借助摩门蟋蟀的例子，摩门蟋蟀是辛普森深入研究过的昆虫之一。

摩门蟋蟀呈深棕色，拇指大小，虽然名为"蟋蟀"，但实则是蝗虫的一种。它们和蝗虫一样臭名昭著——每年春天，数以百万计的摩门蟋蟀会以每日 1~2 千米的速度成群地穿越美国西部的农田。"上帝，这些昆虫为什么要这样做？"辛普森对此充满疑问。

随后，辛普森意识到，促使它们大量出动进而泛滥成灾的，是饥饿！值得注意的是，它们在飞行过程中不会像一般蝗虫那样把作物吃得干干净净。"这也不像蝗虫，很难说刚才到底有没有一群蟋蟀飞过这里。"辛普森疑惑地说。按理说，它们出来是为了找吃的，但不知道出于什么原因，它们竟然不吃作物，所经之地的植物和作物都被留了下来。这是为什么？那它们在找什么呢？

辛普森仔细观察后，得出结论：尽管挑食，但摩门蟋蟀在路途中一定会吃东西。比如，它们会吃蒲公英和荚果的叶子，还会吃动物尸体和粪便，甚至同类相食。

摩门蟋蟀会同类相食这件事在美国西部犹他州、爱达荷州等地的居民眼中是个传奇，因为这种生物在当地俨然是交通的"破坏分子"。假如一只摩门蟋蟀被穿行而过的汽车轧死，那么它的同类就会迅速地蜂拥而至，将那只摩门蟋蟀的尸体疯狂啃噬，然后后来的蟋蟀又被过往车辆轧扁，进而吸引下一波同类涌来，这易导致交通瘫痪。

辛普森的心中充满了疑惑，他试图通过实验来解开这一谜团。他准备了四个装有不同粉末的小碗，前两个小碗里所装的东西分别是蛋白质和碳水化合物，第三个小碗装的东西二者都有，第四个小碗则用于控制实验，既不含蛋白质，也不含碳水化合物，而是只有维生素、纤维素和盐。辛普森将这四个小碗摆放在摩门蟋蟀的行进路线上，静待结果浮出水面。

接下来的现象很有趣：摩门蟋蟀平时在大自然中虽然会摄入碳水化合物，但它们此时对那碗纯碳水化合物并不感兴趣；反之，几乎所有摩门蟋蟀都聚集在了第一、三个小碗周围。也就是说，它们喜欢纯蛋白质和碳水化合物与蛋白质的组合，而这二者比较，摩门蟋蟀更多聚集在盛纯蛋白质的小碗周围。如果用食物来举例，就可以说，它们对烤土豆没有兴趣，更喜欢牛排。

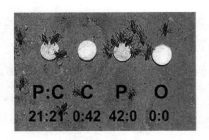

图 1.1　摩门蟋蟀对蛋白质的偏爱

最左边的小碗（P∶C）装的食物含有 21% 的蛋白质和 21% 的碳水化合物（其余则为纤维素、维生素和盐）；碗 C 只含有碳水化合物，不含蛋白质；碗 P 只含有蛋白质，不含碳水化合物；而碗 O 则仅含纤维素、维生素和盐。

注：本实验中蛋白质或碳水化合物的最大含量为 42%。

该实验证实了辛普森的猜想：这些摩门蟋蟀不只是饿，它们对蛋白质还有特别的渴求。对一群蝗虫来说，最美味的蛋白质来源是什么？没错，是同伴。因此，这些生物非常喜欢同类相食。

减肥、抗老、免疫

这位昆虫学家心中的谜团逐渐得以解开：摩门蟋蟀之所以成群飞行，是为了形成无法攻破的天然屏障以抵御天敌。出于对蛋白质的情有独钟，它们首先会大规模地冲向栖息地中最主要的蛋白质来源，直至将其吞噬殆尽，它们才会在无可奈何之下大规模出动，以寻找其他的蛋白质来源。然而，促使它们前行的不仅有远方的蛋白质，还有身旁那些出于对蛋白质的渴求而对自己垂涎欲滴的同伴。不管怎样，对蛋白质的渴求是摩门蟋蟀大规模出动的诱因。

通过这一实验，辛普森有了许多新的发现。这些新发现虽然不能说"可怕"，但很奇特。摩门蟋蟀的确和人类想象中的有着很大的区别，特别是它们对蛋白质有近乎疯狂的"执念"，实属意想不到。而我们只要究其根本，就会发现许多物种也与摩门蟋蟀有着相似的"执念"，我们可以将其简单概括为一种跨物种的、具有普遍性的"蛋白质效应"。一言以蔽之，受"蛋白质效应"影响的任何一种动物外出觅食都不只是为了摄取能量，即"卡路里"；相反，它们体内的饥饿感会一直存在，直到它们找到一种可以专门满足其蛋白质需求的食物。

在我们的日常饮食中，有三种物质可以为我们提供能量或热量，它们分别是碳水化合物、脂肪和蛋白质（事实上，酒精也可以为我们提供能量）。水、盐和维生素等物质虽然对维持生命不可或缺，却不会提供人体所需的能量。在三种主要能量物质中，碳水化合物是首要的能量来源，很多种类的脂肪也具有同样的作用（一些脂肪的情况较为复杂，这一点我们将在后续章节中讨论）。

然而，蛋白质是一种值得我们注意的特殊物质。虽然它也能为我们提供能量，但它最主要、最基本的作用在于它是构成人体组织结构的重要成分——从肌肉组织到免疫系统都离不开蛋白质。这说明了蛋白质的重要性，它是我们生存所必需的物质，谁要是长期缺乏蛋白质，那么，这个人一定会出现身体健康问题。

打个比方，在建房子的过程中我们需要能源，例如电。理论上，你可以将原本用于搭建房梁或木地板的木头烧掉，以获取更多的能源。但这样做是极其不划算的，因为你建房子也需要这些木头，没有足够的木头，你连房子的框架结构都搭建不起来。对于我们的身体来说，蛋白质就是这样的物质，没有了蛋白质，身体的组织结构都会不复存在，更别说一个完整的躯体了（在这个例子中，碳水化合物和脂肪可以被看作两种可以交替使用的能源）。因此，储备一定量的蛋白质是维持生命所必需的。

一方面，我们的身体对蛋白质有着特殊的需求；另一方面，这也奠定了蛋白质的特殊地位，当蛋白质摄入量已满足身体所需时，无论是人还是动物，往往就不会再继续吃了，但对于碳水化合物和脂肪来说则不然。所以我们平时的碳水化合物和脂肪摄入量很容易超标。再次用上面的例子来打比方：只要盖房子所需的建筑材料足够，我们就不再需要更多的建筑材料了，堆在工地也是白占地方；但只要我们进行作业，就会用到电，因此电在理论上是没有"足够"这个说法的。

从新陈代谢的角度来看，这是因为我们的身体无法像储存碳水化合物和脂肪那样高效地储存多余的蛋白质。前两者可以特殊的形式储存在我们的体内，即糖原（储存的碳水化合物）和甘油三酯（储存的脂肪）。广义上，我们可以将肌肉视作蛋白质的储存形式，但它并不会被消耗来为我们提供能量，哪怕我们已经饿得不行。一般来说，身体不会"燃烧"肌肉，而是首先利用储存在体内的碳水化合物和脂肪来提供能量。

简言之，对许多动物来说，它们的身体会严格调控蛋白质的摄

减肥、抗老、免疫

入量，既不会过多，也不会过少。而另外两种主要的能量来源——碳水化合物和脂肪，在饮食行为调控方面扮演的却是配角。诚然，它们也会起作用，但与蛋白质相比就得甘拜下风了。这一点在很多动物身上都有所体现，无论是老鼠还是蜘蛛，无论是鱼类、鸟类还是猪，甚至在狒狒和猩猩这种灵长类动物身上也得到了验证。然而，蛋白质又是如何影响人类的呢？人类对蛋白质是否也有特定的摄入需求？它会不会影响我们的饮食行为？

辛普森和劳本海默在牛津大学开展研究很长一段时间后，才终于提出了这些问题。一天，他们的研究团队遇到了一位非常聪明的动物学专业女学生，她的名字叫瑞秋·布莱特利。很巧的是，布莱特利的父母刚好有最好的方法，来揭开蛋白质在智人这一物种身上的运作之谜。谜底就藏在瑞士境内阿尔卑斯山区那间小木屋里……

吃够蛋白质就不会再吃了吗

研究团队来到小木屋后的头几天，可以说，他们的饕餮大餐几乎囊括了所有令人充满食欲的食物——早餐有麦片、法棍、可颂、火腿、蜜瓜、李子和其他许多水果；午餐包括面包、奶酪、金枪鱼、沙拉和酸奶；晚餐依旧什么都不缺，他们可以从鱼肉、鸡肉、蒸粗麦粉、土豆和豆类中任意选择，还有猪肉、米饭和蔬菜，餐后甜点则是杏仁蛋糕。前已述及，这个实验只是一个小型实验，因此参与实验的"小白鼠"总共只有十人。他们可以尽情地享用这些美食，想吃多少就吃多少。但是，在吃之前，他们必须把每一份食物和零食都让布莱特利称一下重量，而且不允许交换，这样，布莱特利就会清楚地知道，谁吃了什么食物，吃了多少。

实验从第三、四天才真正开始。参与者被分成两组：第一组名叫"蛋白质富豪组"，第二组则被称为"蛋白质贫民组"。其中，"蛋白质富豪组"的桌子上摆满了鸡肉、猪里脊肉、火腿、鲑鱼等鱼肉、酸奶、奶酪、牛奶和其他富含蛋白质的食物。"蛋白质贫民组"吃的东西则蛋白质含量很低，他们吃可颂、华夫饼、面条、土豆、蒸粗麦粉、水果、蔬菜，喝橙汁和水（两组皆有）。实验过程中他们依然可以敞开肚子吃，直至吃饱了不想再吃为止。

接下来的两天，也就是第五、六天，所有人又都围坐在同一张桌子旁吃饭。和最初的两天一样，这次的大餐全体成员可自助享用。到此，数据采集结束。

辛普森和劳本海默随后在柏林开展研究时，分析计算了布莱特利此前详细记录的数据，随即得到了第一个实验证据，证明即使人类已经文明开化，在一定程度上也仍然会与迁徙中的摩门蟋蟀具有同样的行为。对人类来说，蛋白质的作用和效果同样具有普适性——我们会一直进食到蛋白质摄入量足够为止。

单纯从能量的角度来看，我们每天需要摄入的能量分别是女性约 2000 千卡，男性约 2500 千卡，这个数据会因性别、身高体重和运动情况不同而不同。众所周知，很多人因摄入量超标而导致超重，这一点也是诸多营养学研究的核心原则。通俗地讲，1 千卡就是 1 千卡，无论它来自什么食物，它就是 1 千卡。如果摄入的比身体消耗的更多，体重就会增加；反之，如果想减肥，就要减少摄入，比如只吃原先的一半。

瑞士山区小木屋里的那项研究却表明，我们人类的行为方式根本不同，这一点对实践（比如减肥）有着深远的影响。该研究揭示了为什么我们会觉得"只吃一半"这么难，为什么许多减肥专家口中的"只吃一半"理念经常以失败告终。原因就在于，虽说纯粹的能量摄入很重要，但营养绝不仅仅扮演着能量运输者的角色。至少从这个意义上说，1千卡也就不只是1千卡那么简单了。

数据表明，来自"蛋白质富豪组"的成员，第三、四天的饮食行为和第五、六天是不一样的。在执行高蛋白饮食计划的那两天，他们的能量摄入比后面两天减少了38%。这是很真实的数据，没有任何人建议或强迫他们少吃点，一切都是他们的自发性行为。

对所摄入营养物质的分析值得我们特别注意：能量摄入减少的根本原因在于，这些实验参与者在毫无意识的情况下让自己的蛋白质摄入量保持恒定。换言之，吃高蛋白食物的人不会一直不停地往嘴里塞东西，而是相对快速地完成进食。这是因为他们所吃的食物富含蛋白质，以至于他们对蛋白质的需求比平常更快地得到了满足。显然，"蛋白质富豪组"吃的东西很顶饱，以至于这些人在毫不知情的情况下"自愿"减了肥。

很明显，"蛋白质贫民组"的成员有着截然相反的行为：他们吃得更多了，第三、四天的能量摄入相较于最后两天增加了35%。这一发现在我看来意义重大，因为它解释了为什么当今时代的人们面对超重时如此挣扎。究其原因，他们吃得太多了，但这一饮食行为和"蛋白质富豪组"的成员没有什么不同。数据显示，"蛋白质贫民组"的成员明显也试图将蛋白质摄入量维持在恒定水平。为了达成这一目标，他们就不得不大吃特吃，因为提供给他们的餐食中蛋白质含量实在是太低了，为了满足身体对蛋白质的需求，他们除了比平时吃更多外别无选择。也可以这样说，他们需要获取身体运转所必需的蛋白质，但是在这条"取经之路"上却遇到了来自碳水化合物和脂肪的重重阻碍，而他们必须把这些东西也一起吃掉。

从传统热量定律的角度来看，这两个对照组的行为非常奇怪，根本解释不通，甚至是矛盾的。但一旦把这一问题放在"蛋白质效应"的框架下，便立刻解释得通了。两个对照组的行为不仅可以解释，而且还是可以预测的：和其他很多动物一样，人类不仅在为自己寻找能量这件事上没有辨别能力，而且还受一定量的蛋白质需求所驱使。但我们的适应能力非常强，如果吃的是富含蛋白质的食物，那么我们对蛋白质的需求将很快得到满足，这个时候我们也就会不由自主地放下筷子或是刀叉；反之，如果我们的食物中蛋白质含量很低，那么我们就会本能地多吃，直至满足身体所需。就这样，我们摄入过多，不知不觉中也胖了。

我们解释了蛋白质对饮食行为的影响，那么这一点和当今时代越来越庞大的超重群体又有什么关联呢？这一点对一份高效的减肥食谱来说究竟意味着什么？

蛋白质匮乏的现代饮食如何将我们推向暴食

实践中，"蛋白质效应"对我们的影响具有两面性。下面我们先从负面影响谈起。

从德国国民饮食调查的调查结果来看，在德国，蛋白质的主要来源是肉类、香肠、牛奶、奶酪、面包、汤、炖菜和鱼。男性平均每日摄入 85 克蛋白质，女性则为 64 克，相当于总能量的 14%，与瑞士小木屋中的实验数据极为吻合,参与者在每一种饮食下均把自己的蛋白质摄入量控制在占总能量的 12%~14% 内。

我个人最喜欢的蛋白质来源之一是鲑鱼(又称三文鱼)。这种鱼类具有典型的"负面影响"。超市或者水产店中最常见的鲑鱼是亮橙色的,尤其值得注意的是贯穿整条鱼的白色纹理,即脂肪条纹。如果你买到的鲑鱼是这样的,那就说明它是养殖鲑鱼。

如果有机会的话,你可以将养殖鲑鱼和野生鲑鱼比较一下。不过这不那么容易,因为野生鲑鱼太少了,即使有也不会很新鲜。野生鲑鱼具有明显特征,即鱼肉呈暗粉色或深红色,脂肪条纹很少,甚至不容易观察到。

由此,我们就发现了关键一点:无论是养殖鲑鱼还是野生鲑鱼,每 100 克中均含有 20 克蛋白质。然而,每 100 克养殖鲑鱼还含有 15 克脂肪,这个脂肪含量是野生鲑鱼的 15 倍(如表 1.1 所示)。

表 1.1　野生鲑鱼与养殖鲑鱼(100 克)营养构成对比

	养殖鲑鱼		野生鲑鱼	
	质量	热量(千卡)	质量	热量(千卡)
蛋白质	20 克	80(20×4)	21 克	84(21×4)
脂肪	15 克	135(15×9)	1 克	9(1×9)
碳水化合物	0 克	0(0×4)	0 克	0(0×4)
合计		215		93

野生鲑鱼与养殖鲑鱼的蛋白质含量几乎相同,但养殖鲑鱼的脂肪含量更高,所以蛋白质和热量的比值相对更低。也可以说,养殖鲑鱼的蛋白质更少。以上数据是基于 100 克鲑鱼得出的,野生鲑鱼和养殖鲑鱼均购自我家附近的超市。

一些菜品中含有养殖鲑鱼，将鱼肉中丰富绵软的脂肪吃进嘴里时，我们会获得极大的快乐——寿司就是一个很好的例子。我有时也会吃寿司，但更倾向于自己做。其实从健康的角度来看，我们没有必要完全抵制这些食物。但我们要清楚一点，从养殖鲑鱼的营养构成来看，它的蛋白质含量相对较少，与野生鲑鱼相比，养殖鲑鱼的鱼肉中含有更多的脂肪，因此，如果我们吃的是养殖鲑鱼，那么所摄入的每单位能量中，蛋白质含量会比野生鲑鱼少。为了摄入一定量的蛋白质，我们就不得不摄入更多的能量。也就是说，我们的身体会引诱我们在不知不觉中吃过量，而我们却没有任何办法，因为身体只是在完成它的"职责"，即维持我们的生命。

需要强调的一点是，我这里所说的，不是为了抵制脂肪，也不是要谈"脂"色变。相反，鲑鱼中的 ω-3 脂肪酸很健康（类似优质脂肪含量丰富的食物还有很多，诸如橄榄油、牛油果和坚果等，在后续关于脂肪的章节会进行详尽阐述）。这里只是想强调，养殖鲑鱼的蛋白质含量相对较少，它就好像"特洛伊木马"——在吃养殖鲑鱼时我们总会摄入比想象中更多的脂肪，进而摄入更多能量。我们的身体需要蛋白质，渴望通过一块鲑鱼来满足对蛋白质的需求，但事实是什么呢？事实是，我们的身体得到了一个附赠的"脂肪"大礼包！

每克脂肪能产生 9 千卡的热量，而每克蛋白质或碳水化合物则仅增加热量 4 千卡。与野生鲑鱼相比，我们每吃进去一口养殖鲑鱼，都摄入了更多的热量，然而摄入的蛋白质却只少不多。

脂肪也能带来饱腹感。后续章节我们还会展开讨论，在减少其他营养物质摄入的情况下，一份富含脂肪的减肥食谱也可以起作用。总而言之，如果蛋白质占比相对较少这一现象只存在于鲑鱼等富含

减肥、抗老、免疫

优质脂肪的食物中，那么问题倒也没有那么严重。可惜现实却不遂人愿，现如今有许多食物都存在这种蛋白质被"挤占"的现象，鲑鱼也好，脂肪也罢，都只不过是其中一个例子罢了。

蛋白质占比少这一现象充斥着整个"食物王国"。和养殖鲑鱼一样，肉类，尤其是我们德国人喜欢的香肠，也有很高的脂肪含量。同一种动物的肉，野生的往往要比养殖的"瘦"很多，前者每 100 克大约含有 4 克脂肪，而后者每 100 克则含有 20 克脂肪。香肠是一种典型的加工肉类，野外是不可能有香肠这种东西存在的。香肠主要由脂肪构成，而非蛋白质。从严格意义上讲，香肠甚至都不属于肉类，它只是一种含有少量蛋白质和大量脂肪的加工食品而已。

蛋白质占比相对较少的现象所涉及的问题非常广泛，绝不仅限于脂肪这一范畴。你也许会反驳我：现在的人们大可以采取低脂饮食的方式。这似乎没有什么不对，超市里永远摆放着一堆琳琅满目的低脂产品：脂肪含量仅为 0.1% 的低脂酸奶、零脂肪饼干，还有各种各样的低脂食物……这场轰轰烈烈的"低脂运动"甚至催生出很多新鲜食物，如低脂半成品比萨、低脂蛋黄酱，类似的还有很多。那么我们的问题是：既然有这么多低脂食物，我们何不通过吃低脂食物来摄入足够的蛋白质呢？这样不就能在摄入足够蛋白质的同时避免摄入过多的脂肪了。

是，我们确实可以靠吃这些食物来摄取蛋白质。但是"低脂"可并不意味着"低热量"。为了平衡低脂产品中脂肪的缺失，为了让它们吃起来够美味，这些食品中往往添加了很多的糖，这样蛋白质含量被挤压得更加严重。这回，我们需要面对的可不仅是脂肪，还有碳水化合物，我们的处境丝毫没有得到改善，反而更差了。研究表明，就纯健康的角度而言，糖和快碳水化合物比大多数脂肪更糟糕，大量吃这些东西对摄入蛋白质无益，同时还会影响脂肪的正常摄入。

在某种程度上，我们每个人都曾参与或正在参与那项在瑞士小木屋里进行的实验——我们吃的餐食不一定完全不含蛋白质，但蛋白质含量相对总能量还是太少。为了满足身体对蛋白质的需求，我们就会像小木屋里那几个人一样吃过量。结果就是我们不由自主地吃得过饱，本来是为了摄取蛋白质，却摄入了过量的脂肪和碳水化合物。

如果你能想到，上述行为归根结底是因为我们的生存本能（正如前文所说，摄入蛋白质过少的人是无法维持生命的），那你就会意识到我们所面临的问题的严重性。如果我将你所处空间中的氧气抽走一些，你会怎么做？你会大口呼吸，用力呼吸，疯狂呼吸，不然还能怎么样呢？这么紧急的情况下你还有什么别的办法呢？你的身体需要一定的氧气用于维持生命，所以你的呼吸急促了起来。这个例子中，氧气相当于蛋白质，而低含氧量的空气则是加入脂肪和碳水化合物之后的总能量。后续会发生什么？答案当然显而易见：你会变得越来越胖，因为你要"活下去"。

然后，你可能会听到如下"忠告"："为了控制体重少吃点吧！""超重的话减肥不就好了，减完又是一道闪电！""归根结底都是自律的问题，要加把劲儿啊！"但是为什么总这么说呢？难道是人类在过去几十年间突然一下子就失去自律能力了？还是说我们所处的环境中出现了什么危机，让我们的自然本能变得疯狂起来？于我而言，我觉得第二种说法更为合理。即使蛋白质含量相对较少，它也肯定不是造成问题的唯一因素。

如今，蛋白质含量少的问题很常见，几乎涵盖我们生活的方方面面，而不局限于养殖鱼类、养殖肉类、香肠和加了糖的食物中。

减肥、抗老、免疫

可以说，只要你吃的是加工食品，那么蛋白质缺少这个问题就普遍存在（这些产品加了很多脂肪或糖，或二者兼有）。

占满了超市货架的一些工业制品甚至还有可能是"蛋白质诱饵"，它们闻起来或尝起来都很像蛋白质，但实际上不能给我们带来足够量的蛋白质。下文会说明这一点。

在瑞士小木屋进行的那个实验只是一个开创性的小实验，还有更多的数据和更加严谨、更加详尽的实验已证实了蛋白质的作用机制。其中有一项实验证明，食物中蛋白质含量很少的那一组成员会摄入更多的能量，而这些能量却主要来自咸饼干。也就是说，他们在两顿饭之间会吃这种咸的、味道重的饼干。这时，他们不仅想吃东西，而且特别想吃含蛋白质的食物，所以才会去吃这种咸饼干。这类饼干属于"蛋白质炸弹"——有杏仁和开心果等坚果。我们吃够蛋白质，就会停止进食。因此，坚果是非常好的零食，吃坚果可以帮助控制体重不是没有道理的。

很多工业加工食品都与我们想象中的大相径庭。食品生产商千方百计吸引我们对蛋白质的渴望，有时甚至具有欺骗性。当然，我不愿意相信食品生产商对这种保障我们基本生活的产业有如此卑鄙的意图，它们只不过是想对其产品进行"优化"罢了。即使它们生产的产品基本不含蛋白质，这种"优化"手段也会使食品具有一种富含蛋白质的假象。臭名昭著的上校鸡块就是一个例子。对，它是快餐，这毫无疑问。然而，我们中的许多人把它视为优质的蛋白质来源。事实上，这种油炸鸡块主要由脂肪构成（接近60%），能量构成中大约四分之一是碳水化合物，然后，也就是最后才是一点残余的蛋白质。

我们或许也可以用平时非常喜爱的零食——薯片举例说明。烤肉味薯片让味觉系统和大脑误以为我们在摄入高蛋白的肉类，但实际上我们摄入的几乎是碳水化合物和脂肪（见图1.2）。为了满足身体的蛋白质需求，我们大快朵颐，因摄入的蛋白质确实很少，于是我们就继续吃。

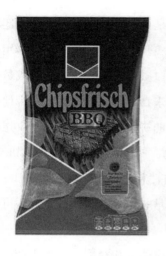

营养成分（每100克）	
能量	2255 千焦
蛋白质	5.6 克
碳水化合物	49 克
其中：糖	4.4 克
脂肪	35 克
其中：饱和脂肪酸	3.2 克
膳食纤维	4.0 克
钠	0.5 克

图 1.2　薯片的营养成分

烧烤季来了！烤肉味薯片通过一种腌肉香精给我们的味觉和大脑带来一种正在摄入大量蛋白质的感觉，然而实际上我们摄入的几乎是碳水化合物和脂肪。这包薯片的蛋白质大约只占总能量的4%。这种"蛋白质诱饵"让我们不停地吃，因为如果只吃这种东西，我们必须要吃很多才可以真正满足身体的蛋白质需求。

简要总结：请避免食用这些"蛋白质诱饵"，这些食物被制造出来

减肥、抗老、免疫

是为了欺骗我们的味觉和大脑。简单直白地说，请不要吃加工食品，虽然不能说它们都是"蛋白质诱饵"，但大多数加工食品的蛋白质含量都很低（见表 1.2）。吃一些天然食品吧，越天然就越好。或是像美国记者迈克尔·波伦所说的那样："不要吃你奶奶不认识的食物！"

表 1.2　天然食品与超加工食品的蛋白质含量对比

低加工或天然食品	蛋白质含量（%）
鱼类和海鲜	68.3
肉类	52.5
鸡蛋	36.6
牛奶和酸牛奶	28.4
豆类（菜豆、扁豆、豌豆）	25.6
蔬菜（西蓝花等）	24.9
面食	14.2
土豆	10.8
平均	27.6

超加工食品	蛋白质含量（%）
速食汤	32.3
加工肉类（香肠等）	31.7
半成品比萨	16.6
面包	13.6
蛋糕、饼干等	5.8
果汁和碳酸饮料	5.4
薯条和薯片	5.1
半成品甜点	2.7
平均	9.5

超加工食品与天然食品相比，蛋白质含量严重不足。食品工业狡猾的手段致使我们胃口大开，吃个不停却吃不饱。真正能够让我们吃饱的食物对商人而言一般无利可图。这里的"蛋白质含量"是指蛋白质占总能量的百分比。左列的分类较为粗略（这项分析中并没有针对养殖鱼类、肉类和野生鱼类、肉类进行区分）。以上数据出现的明显差距再次说明，越天然的食物，其蛋白质含量越不会受到挤占。令人大为震惊的是，蔬菜中的蛋白质占比竟然也比较高，例如西蓝花，其蛋白质占比甚至在所有营养成分中排第一位。

哪些食物可以让我们下意识地少吃

好啦！听了太多坏消息，是时候报告一些好消息了。好消息就是，你可以用自己接受且喜欢的方式来满足身体的蛋白质需求。当下流行的很多饮食方法和减肥食谱都是基于"蛋白质效应"提出的，直接照搬也未尝不可，甚至不需要知道其中的作用原理。

"旧石器饮食法"便是一个很好的例子（具体内容还会在下一章展开讨论），这种饮食方法推荐吃野生食草动物的肉。这些纯天然的肉类不仅更健康，它给我们带来的每单位能量中蛋白质含量也更高，因为这些肉都比较瘦，也就是说，其脂肪含量相对低。在这种饮食法中，加工食品基本不存在，所以也就不用提蛋白质被挤占的问题。相反，"旧石器饮食法"侧重于指导我们摄入比身体所需更多的蛋白质，以更快产生饱腹感。

低脂主义者的出发点虽然与之不同，但是二者在一定程度上可

　减肥、抗老、免疫

以说殊途同归。因为低脂主义者主张将总能量中的脂肪占比降低。如果我们有目的地降低脂肪在总能量中的比重，那么无形之中也就增加了蛋白质的比重，最终我们也会更快地产生饱腹感。

低碳水阵营则没有将太多的目光聚焦于脂肪，他们关注的是另一种能量来源，也是我们在寻找蛋白质的路上很容易摄入超标的物质——碳水化合物。但是，许多低碳水饮食法（如阿特金斯饮食法、南海滩饮食法、区域饮食法等）也可以被视为高蛋白饮食法，因为它们主张用蛋白质代替碳水化合物，进而产生饱腹感。这也是低碳水主义能够持续流行的原因之一。

至于低蛋白饮食法，可以说是压根儿不存在的。因为即便存在，也不会受到任何人的欢迎。现在你该知道原因了吧。但加工食品是一个"非典型例外"，这些食品可以说是一种"低蛋白饮食"，站在食品生产商的角度，这是一种很理想的饮食方式，因为它会让我们持续产生旺盛的食欲。

最好的饮食方法当然是可以"生活化"的饮食方法，即我们在日常生活中可以长期坚持的。这样来看，"只吃一半"饮食法的初衷是好的，但没什么作用。难道减肥人士不知道节食减肥可能会导致暴食行为的出现吗？搞得好像节食减肥是多么好的点子一样。他们没有长期节食过？我们要关注的核心问题是，如何在不遭受太多痛苦的情况下少吃。说起来很容易，但应该怎么做呢？吃什么东西能让我们不产生旺盛的食欲。针对上述问题，"蛋白质原则"是一个很好的出发点。这项原则就是：我们要把满足蛋白质需求摆在第一位。高蛋白的饮食可以减少饥饿感。

近年来，许多的研究力图证明，即使是蛋白质也不是什么灵丹妙药，肥胖与减肥是很复杂的事情，受多重因素的影响，从文化习惯到肠道菌群，以及其他因素都有可能影响我们的体重，这些话题我们后续还会讨论。但即使众说纷纭，我们也能从这纷繁冗杂的实验和研究中得出一种共性的结论——高蛋白饮食大有裨益，因为这是唯一可以让我们下意识地减少进食量的饮食方式。下面举两个实例：

在丹麦的一项实验中，研究人员将 50 名超重的受试者分为两组，分别提供不同的饮食，但两组饮食的脂肪含量均稍低（大约为总能量的 30%）。所有人都不用挨饿，他们可以想吃多少就吃多少。为了顺利进行实验，工作人员甚至还在研究中心旁边开了一个超市，受试者可以到这个超市免费获取食物。

除饮食中的脂肪含量需要控制在 30% 以下外，还有一项规定，由一位饮食专家在超市进行严格监管，那就是：第一组成员摄入的蛋白质在总能量中的占比需要控制在 12% 以内，而第二组成员摄入的蛋白质则为总能量的 25%，这一占比是相当高的。

整个实验持续了半年时间。不出所料，实验结束时，所有参与者均减掉了一些体重，但两组人员的减重量却呈现出很大的差异。第一组成员平均每人减重 5.9 千克，第二组成员，也就是执行高蛋白饮食的成员，平均每人竟减掉了 9.4 千克。有些人半年里瘦了 10 多千克，但第一组成员中只有 9% 的人做到了这一点，而第二组成员中有 35% 的人做到了。简言之，多吃蛋白质，减肥更轻松。

那些减掉更多体重的人也获得更多益处，例如第二组受试者平均每人的腰围减少了 10 厘米，而第一组则只减少了 4 厘米。也就是说，前者比后者多减掉了一倍的腹部脂肪。腹部脂肪主要是储存在内脏周围的脂肪，它包围着我们的肝脏、肾脏等器官。如果一个男人看起来像孕后期三个月的孕妇，那么就可以说，此人腹部脂肪不少。这种脂肪会严重扰乱新陈代谢，其对健康的危害远大于你用手指可以抓起来的皮下脂肪。

另一项由西雅图华盛顿大学的科研人员开展的实验仅有一组受试者，他们按照时间的先后顺序摄入不同的饮食，每一次都需要把食物吃完。实验开始后的头两周，他们吃的是含有 15% 的蛋白质、35% 的脂肪和 50% 的碳水化合物的标准化饮食。

之后的两周，实验人员调整了脂肪和蛋白质的比重，分别是 30% 的蛋白质、20% 的脂肪和 50% 的碳水化合物，但确保与他们之前饮食的总能量相同。不出所料，这次没有人减掉体重。但受试者均表示在蛋白质由少变多的过程中，他们的饥饿感明显减少了，尽管他们摄入的能量相同，但感觉到后两个星期吃得更饱。这又一次证明，谈到饱腹感时，1 千卡并不一定就是 1 千卡。如果摄入的 1 千卡是蛋白质，那么我们就会更快地吃饱。

最后是一个决定性的实验环节。这次，所有人得到的都是一样的高蛋白食物，但允许他们在未来的 12 个星期内想吃多少就吃多少。得到的惊人结果是：他们在没有任何人要求的情况下，将 24 小时内的日常摄入量自觉减少了 500 千卡。因为饮食中较高的蛋白质含量使他们产生了饱腹感，所以他们下意识地减少了进食量。

在接下来的几周内，蛋白质持续发挥饱腹作用，直至实验结束。果不其然，平均每位受试者减掉了 5 千克的体重（其中主要是脂肪）。这一结果再次证明蛋白质有抑制食欲的功效，这令研究人员感到很惊讶。

我这里用上述两个实验作为代表举例，但无论是实验过程还是实验结果都没有呈现出什么差别，它们就是当下肥胖问题研究成果的一个缩影。一个跨国科研团队在一项简单的研究中对 38 项实验中

2300 余名受试者的数据进行了综合分析。结论是：高蛋白饮食比低蛋白饮食更能促进减重。

看到这些清晰明了又鼓舞人心的实验结果，有人可能会想，还等什么呢。如果蛋白质产生的饱腹感真的这么强，那没有什么可以比吃牛排和鸡胸肉更好的了！让我们尽情地喝牛奶、吃煎蛋卷和鸡蛋等"蛋白质炸弹"吧！

的确，不少人多年尝试各种减肥的饮食方法未果之后，终于通过多吃"蛋白质炸弹"的方法掌握了减肥的诀窍。诚然，这一饮食方法功劳卓著，但客观来说（也就是对我们大多数人）它并不是很值得推荐。具体原因我们将在下一章讨论。

我们要树立全局观念，不仅要考虑减重的问题，更需要关注长期健康和衰老问题，只是有些遗憾的是，此时，大量摄入蛋白质并不是一个可持续的方法。关键一点在于，某些蛋白质会加快衰老进程，如果大量摄入这些蛋白质，就可能使某些老年疾病的患病风险增加。在下一章中，我会具体介绍哪些蛋白质属于这一类，以及我们应当如何在减重与健康之间做出权衡。在该章的末尾，你还可以看到"蛋白质指南针"等相关内容，它告诉我们哪些蛋白质应该多吃，而哪些应该少吃。

减肥、抗老、免疫

第二章

蛋白质 2:

生长与衰老的 "引擎"

阿特金斯是死于"阿特金斯饮食法"吗

2004 年年初，纽约的一名法医向《华尔街日报》披露了一篇报告，该报告原属于机密文件，不能公之于众，上面有"CONFIDENTIAL"（机密）字样印章。据悉，文件上标注的日期是 2003 年 4 月 17 日，与一位男子的去世日期是同一天，而这位男子也是这篇机密报告的主人公——罗伯特·阿特金斯，即阿特金斯饮食法的提出者。

一直以来，关于阿特金斯的死亡都只有一个说法：早晨上班的途中，阿特金斯走在结冰的人行道路上，不幸滑倒，头部受到撞击以致脑部出血而死，享年 72 岁。这真是一场出人意料的惨剧。

然而，法医的报告却称，这项对外公布的死因并不完全真实。不管怎么说，它都有着重重疑点。这份报告中出现了许多手写的英文缩写医学术语，诸如 MI、CHF 和 HTN。MI 是指心肌梗死，CHF 是心力衰竭，HTN 则为高血压。那么导致阿特金斯跌倒的直接原因是什么呢？是湿滑的冰面，是心力衰竭，还是心肌梗死？阿特金斯博士曾经患有很严重的心脏疾病。此外，在他去世的前一年，也就是 2002 年，他刚刚经历过一次心搏骤停，不过据说是因为病毒感染。

随即，曾经的争论再度被推上风口浪尖。阿特金斯的狂热追随者和讨厌他的批判者争吵不休。一边，追随者坚决拥护阿特金斯提出的减肥法；而另一边，反对者觉得他正是死于自己所创立的减肥法，这毋庸置疑。

在这种情况下，先不论寻求事实真相有多么艰难，按照常理，阿特金斯的病史是他自己的私事，和我们没有什么关系。但谁让他创立的减肥法享誉世界呢？在当时，基本没有其他减肥法的热度可以盖过它。

阿特金斯以自己的名字命名他开创的饮食方法。他以身试法，亲身实践这一饮食方式以支撑他的理论。在很多照片中，阿特金斯手里拿着平底锅，锅里装有大块的煎培根或煎蛋；在另一些照片中，他拿着吃肉的刀叉，面前摆着大块烤肉，冲镜头心满意足地微笑。阿特金斯不仅宣扬他的理论，并且亲自践行他的理论。

此外，作为一名减肥医生，阿特金斯不仅向他的患者承诺"减肥但绝不挨饿"，而且还向患者保证可以用一种愉悦舒畅、充满活力的健康方式减肥。1992年，他的医学专著《阿特金斯医生的新饮食习惯》经过修改后再次出版，他在书中明确声称这一饮食法可以保护我们免受多种疾病的困扰，后经证实，他本人也患过这些疾病。

"阿特金斯饮食法"是一种高能量饮食方法。它可以帮助我们长期免受很多常见病症的侵袭，例如易疲劳、易激惹、情绪低落、难以集中注意力、头痛、失眠、头晕、多种关节和肌肉疼痛、胃灼热、结肠炎、水肿、经前期综合征甚至尼古丁依赖症。除此之外，这一饮食法对高血压、糖尿病和心血管疾病也出奇地奏效。因为我也是心脏病方面的执业医生，当我建议患者执行这一种饮食方法后，再来找我的患者人数就只有原先的

30%~40%。所以你可以看出，这种保护心脏的饮食方法给我带来了多么大的成功。

阿特金斯是低碳水饮食主义的代言人。根据阿特金斯的理论，想减肥的人可以随心所欲地吃肉类、鱼类、奶酪、香肠、培根、黄油、奶油和鸡蛋，但是必须摒弃糖、面包、土豆、面条和大米等碳水化合物。阿特金斯认为，我们日常所需能量很大程度上来自脂肪，但是这并不代表我们就可以忽视蛋白质。在他所推崇的饮食方法中，蛋白质占总能量摄入的30%，这个数字远高于我们日常消耗所需的蛋白质占比（14%）。所以，结合上一章的内容，摄入的蛋白质会让我们产生饱腹感，这并不奇怪。

时至今日，阿特金斯饮食法（主要是指低碳水饮食法）仍然广受欢迎，这不是没有理由的。的确，阿特金斯饮食法在各种减重实验中表现很亮眼，尤其是短期内减重很明显。其实，减肥时期怎么吃，是一个非常个体化的问题，每个人都有不同的答案。但鲜有饮食法能够像阿特金斯饮食法一样让人如此迅速地减掉体重。

几年之前，美国斯坦福大学的一个科研团队曾对48项严谨可靠的饮食实验结果展开对比。对比结果发表于《美国医学会杂志》（JAMA）。总结起来就是：执行阿特金斯饮食法的人在6个月里平均减重10千克。虽然个体之间的差异比较大，且该饮食法在与其他方法的对比中并不算革命性的，但阿特金斯饮食法允许人们想吃多少就吃多少，基本没有其他饮食方法能做到这一点。这么一看，这一对比并不算绝对公平，但对阿特金斯来说是有利的。

然而好景不长。数据显示，阿特金斯饮食法的减重作用会随着时间的流逝而逐渐减少甚至消失。一般来说，无论哪种饮食方法，受试者坚持半年之后体重就会反弹，因为他们越来越偏离他们所执行的减重饮食方法，逐渐又回到之前的饮食习惯。减肥一年，这些人平均只减掉了约 6 千克体重。时间一长，阿特金斯饮食法和其他饮食法之间也就基本没有什么区别了，甚至低脂的饮食方法有时反而表现更好。

当然，每一位科研人员都希望受试者能够乖乖听话。但现实是，只有很少的受试者能完全严格地遵守科研人员提出的规定（试想一下，假如一个受试者被随机指定到一个实验组别中，从实验一开始就必须每天吃同一种饮食，自己没得选。如果发给他的食物不合他的口味，他就会不开心），多数受试者多多少少都会出现态度敷衍甚至作弊的现象。随着时间的推移，他们一定会越来越糊弄了事。这一现象几乎在所有饮食实验中都出现过，且在那些需要严格节食的饮食实验中尤为严重，对很多人（例如那些"碳水脑袋"）来说，阿特金斯饮食法就属于这一类（阿特金斯饮食法严格限制碳水化合物的摄入）。

此外，值得注意的一点是，即便阿特金斯饮食法的食物一开始吃着很不错，但它不会一直是味觉盛宴，大多数人在吃了一段时间之后都会吃腻，所以许多人坚持不下来。

听起来可能很搞笑，但坚持不下来也是有好处的。因为高蛋白饮食（阿特金斯饮食法只是其中很典型的一种）的减重效率虽然很高，能够满足很多人快速瘦身的需要，但长久执行这种饮食却是有害健康的，坚持不下来恰恰能够减少它给身体健康带来的损害。在本章中，我们要探寻的问题是，如何在不让高蛋白饮食损害身体健康的情况下利用其优势，达到"趋利避害"。

人到中年，我们不需要那么多蛋白质

几十年前就曾有人指出摄入过多蛋白质会给身体健康带来负面影响，如果当时阿特金斯愿意了解的话，他肯定是可以获得相关信息的。例如，20 世纪 70 年代发表在权威科学杂志《自然》上的一项研究就表明，有一个很简单的手段可以让小鼠得上心脏和肾脏疾病，那就是将其饮食中的蛋白质含量提高到和阿特金斯饮食法相同的水平（如图 2.1 所示）。过去数年间，很多人心中的谜团逐渐被揭开——上述研究结果对我们人类来说同样成立。

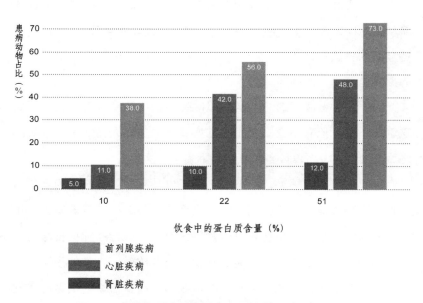

图 2.1　食物中蛋白质含量与小鼠患相关疾病的概率

减肥、抗老、免疫

所以蛋白质这种物质早在很久以前就已经"名声在外"了。2014年，世界各地不同的实验室开展的诸多研究得出了一个很可怕的结论——高蛋白饮食会加速衰老，甚至缩短我们的寿命。这些科研人员中，有一位权威科学家，他的主要研究方向并非营养学，而是衰老问题。这位科学家就是南加州大学长寿研究所主任瓦尔特·隆戈。隆戈将他数年缜密研究得出的结论总结如下：

> 我们对常见的生物体开展研究，小鼠也好，人类也罢，其研究结果都能够有力地证明：高蛋白（尤其是动物蛋白）饮食对身体健康的伤害几乎与吸烟相当。

与吸烟相当？简直是一派胡言！这个科学家是怎么得出这样一个滑稽可笑的结论的？有什么根据吗？瓦尔特·隆戈和他的团队分析了6400名50岁及以上中老年人的饮食数据，由此确定，50~65岁的中老年人，一旦摄入过多的蛋白质（蛋白质占比超过总热量的10%），其死亡风险就会大大增加。

简单解释一下，我们的死亡风险早晚会达到100%，这一点毋庸置疑，毕竟"人生自古谁无死"，到目前为止所有的长寿研究都没有改变过这一点。如果你读到关于"死亡风险增加或者降低"这样的句子，则其仅对应开展研究的那个时间段。换句话说，上述研究的观察周期长达18年，在这18年里6400名参与实验者肯定没有全部去世，只有一部人去世。可怕的是，如果人们摄入过量蛋白质，其死亡风险会惊人地提高74%，患癌风险更是会增加四倍，这一数据在所有的营养学研究中都非常罕见，基本只有在吸烟或酗酒相关的实验中才会出现。

然而，虽然"摄入大量蛋白质"和"死亡或患癌风险增加"这二者之间存在明显的相关关系，也不能说这种相关关系就能证明蛋白质是癌症和其他疾病的诱因。在科研中人们常说："相关关系并不等于因果关系。"也有可能是这些蛋白质爱好者的生活方式与那些不怎么爱吃蛋白质的人相比非常不健康，可能是不健康的生活方式导致他们患癌或者死亡的风险增加，而不是蛋白质本身。

　　相关关系与因果关系的困境在众多营养学研究中都存在，它让科研人员进退维谷，且带来了很大的困扰。许多关于营养与饮食的悖论也都是钻了它的空子。其中一个例子就是咖啡：长久以来咖啡莫名其妙地背负着骂名。因为最初有研究认为频繁喝咖啡可能导致死亡风险增加，后来人们才发现，咖啡会降低死亡风险。那么问题出在了哪个环节？问题就出在："咖啡爱好者"之中有许多也是"香烟爱好者"。如果排除掉这一干扰因素，那么咖啡对健康有益的说法就成立了。

　　那么，终极问题是，高蛋白饮食真的会致癌吗？为了测试这一点，隆戈和他的科研团队将20 000个乳腺癌细胞植入雌性小白鼠体内（这一点在我看来略微有失科研伦理），并给它们提供不同的食物。由于癌细胞和微小肿瘤都是自发形成的，在我们人类身上也是如此，因此决定我们最终是否患癌的因素是癌细胞是否扩散，以及以何种速度扩散（达到一定年龄后，我们当中的许多人体内都会有一些癌细胞，幸运的是这些癌细胞并未以不可控的态势扩散，否则会要我们的命）。

　　在这一方面，饮食扮演着不可忽视的角色，因为饮食也会滋养癌细胞。在摄入高蛋白饮食18天后，无一例外，所有小鼠体内都形成了肿瘤。但在摄入低蛋白饮食的那组小鼠中，肿瘤的发生率就只有70%。这就说明，即使他们一开始给小鼠体内注入了20 000个癌细胞，低蛋白饮食也可以阻止相当一部分癌细胞的扩散。

我们不妨唤醒一些关于蛋白质的记忆，想想蛋白质的益处，这样一来，我们就不难发现，这项研究结果也具有生物学意义。前已述及，蛋白质的主要作用是构成人体的组织结构，是细胞生长的基础。我们身体的细胞内部还有调节细胞生长的因子，其中最为核心的调节分子当数 mTOR。mTOR 分子潜伏在我们体内的细胞中，并观察身体的能量和饮食状况。如果饮食状况良好，它就会向细胞发出信号，让细胞生长。这样我们的细胞才会越长越大，越长越多，也就是进行细胞分裂。通过这种方式，我们的身体组织得以生长，比如肌肉组织。

蛋白质是负责唤醒 mTOR 的首要物质。没有蛋白质就没有mTOR 的活性。所以说，蛋白质对我们的细胞生长起着决定性作用。这一点并不奇怪，因为某种程度上我们的细胞最终是由蛋白质构成的。这也就说明了为什么健身之人常常喝蛋白粉。我们可以将上述机制总结为以下模型（箭头代表的是"激活"）：

蛋白质→ mTOR →细胞生长

孩童时期，我们固然希望各个身体组织能够持续生长，但到一定年龄，我们的身体便已"长成"。成年时期，我们确实还需要一定的生长，也仅仅用于替换一些消耗殆尽的细胞和组织，例如皮肤细胞。但我们并不需要像青少年时期那样迅猛地生长发育。所以，那些成年后仍然大量摄入蛋白质的人，会让体内的 mTOR 高速运转，从而促进身体持续生长，全然没有想过我们的身体细胞更需要休养生息。即使没什么用，体内的细胞也会在蛋白质和 mTOR 的推动之下不断生长。新长出来的细胞主要由蛋白质构成，它们聚积在一起（此过程不可逆）并破坏其他细胞，例如脑细胞，进而导致阿尔茨海默病。换句话说，这种生长最终发展成细胞老化：

$$蛋白质 \rightarrow mTOR \rightarrow 细胞老化$$

如果我们给小鼠供应的是低蛋白与正常饮食的饮食循环（这周低蛋白饮食，下周正常饮食，下下周又是低蛋白饮食），阿尔茨海默病就会在这些没什么抵抗力的小动物身上延缓出现。为什么呢？因为聚积在它们神经细胞中的蛋白质更少了。

为了不让你曲解我的意思，我要对此解释一下：无论是蛋白质还是 mTOR 都不是坏物质，相反，我们离了它们根本就活不下去。mTOR 长期活跃度低很不好，例如在肌肉细胞中，mTOR 活跃度过低就会导致肌肉不断萎缩。之所以说它们有伤害性，是因为在典型西方饮食习惯[1]之下，我们很容易摄入过多的蛋白质，导致我们的身体在某一生命阶段以"供过于求"的方式生长。在这一生命阶段，这种生长是弊大于利的。相比生长，这个阶段的细胞更需要各种各样的"修护工作"。例如，如果我们的细胞能够拥有一段休息的时间，它们就能去清理一下此前堆积的"废物"，这是大有裨益的。这一过程被称作"细胞自噬"，后续我还会对这一概念做出更详细的解读。如果 mTOR 过于活跃，就会限制这种细胞"自净"功能的发挥。

如果我们体内的细胞被不断催着生长，那是很可怕的，因为癌细胞最爱做的事就是生长扩散，除此之外别无他爱。而蛋白质又刚

---

[1] 由于本书作者为西方人，因此其饮食习惯为西方的饮食习惯。——译者注

减肥、抗老、免疫

好是癌细胞的最主要成分。出于这个原因，高蛋白饮食及其引起的mTOR超高活跃度就是癌细胞扩散的绝佳温床。顺便提一句，有一些物质和食物能够有效抑制mTOR。正如上文提到"咖啡能够延长寿命"可能不无道理。此外，绿茶或橄榄油中的一些物质也能起到这一作用，关于这一点，我会在后续章节详细展开。

总而言之，mTOR是衰老进程中的一种调节因子。蛋白质不仅会推动mTOR运转，还会激活人体内其他一些信号物质，这些物质会刺激生长，所以它们被称为"生长因子"。例如，蛋白质还会刺激一种关键生长因子，即胰岛素样生长因子（IGF-1），就像刺激生长激素胰岛素本身一样。

到了晚年，大约从65岁开始，人体的IGF-1水平便会急速下降，mTOR的活跃度也会降低（至少肌肉细胞中的mTOR会这样）。和其他的身体细胞一样，肌肉细胞也会老化，它们会不断地萎缩，直至消失殆尽，且不可再生，无法替代。因此变老的过程往往伴随着逐渐加重的肌肉萎缩。我们的四肢会变细，变得无力，专业术语为"肌少症"。从大约40岁开始，我们的身体肌肉就会一天天减少，结果就是，老年时期的我们只有年轻时期肌肉量的一半。为了预防这一悲剧，最晚从40岁开始，我们就应当每周练练举重。比如我就给自己准备了一个壶铃，我现在定期用它来练习。

在这种背景下，隆戈及其团队在数据分析过程中发现的一个惊人现象也许就得到了解释：从大约65岁开始，高蛋白饮食的负面作用似乎就消失了。反之，它可能还会带来一定的益处。虽然高蛋白饮食仍然会提高一些特定疾病的发病风险，例如糖尿病，但65岁之后多吃蛋白质整体上是利大于弊，因为高蛋白饮食能够降低总体的死亡风险。

这还不是为蛋白质辩护的唯一一项论据。隆戈及其科研团队还发现了更有价值的结论：一旦分析的数据仅限于植物蛋白，蛋白质的负面作用就会消失，无论哪个年龄段都是这样。其他科学家和科研团队也在各自的研究中证实了这一发现。新研究表明，摄入植物蛋白甚至有助于降低死亡风险！

出于某些神秘的原因，蛋白质来自植物还是动物区别是很大的（甚至还会在我们的体内产生截然相反的作用）。那么这是为什么呢？这在饮食上究竟意味着什么？我们摄入的动物蛋白真的没有积极的功效吗？原始人不是每一种动物肉都吃吗？

旧石器饮食法的利与弊

如果我们向一只动物（例如一只苍蝇或者一只小鼠）提供不同的食物，让它们选择，这些食物中蛋白质和碳水化合物的比重各不相同，那么，它们并不会选择那些有助于长寿的食物，而是选择那些能最大程度促进繁殖的食物。换句话说，动物倾身于选择会让它们留下尽可能多后代的饮食方式。

例如，一只小鼠会在毫无意识的情况下确保自己摄入足够多的蛋白质，好让自己快速生长，而后繁殖。如果这只小鼠有幸活到老，它的这种饮食方式则易招致心脏病和肿瘤。但在自然界中，这一点却是次要的，真正重要的是基因得到了复制。

如果一种饮食模式中蛋白质与碳水化合物的比例为 1 ∶ 16（每摄入 1 单位蛋白质的同时摄入 16 单位碳水化合物），那么果蝇吃这种饮食寿命会最长。然而，当这一比例为 1 ∶ 4 时，雌果蝇产卵最多。我们向它们提供许多种饮食，这些饮食中蛋白质和碳水化合物的比例各不相同，它们会选择哪一种呢？没错，即使要在寿命上做出牺牲，它们仍然会选择蛋白质与碳水化合物比例为 1 ∶ 4 的饮食，因为只有这样，它们才能产最多的卵。

简单来说，多吃蛋白质是按照进化与繁衍的原则做出的选择。进行基因繁殖是人类发展天生的任务。然而，这可能要以牺牲长久的健康为代价。

我认为，上述理论解释了为什么旧石器饮食当下如此流行，在我看来，在某一方面，其基本理论是值得推崇的。根据旧石器饮食原则，肥胖和疾病之所以产生，是因为我们与原始人的饮食方式（也就是原生态的饮食方式）相差甚远。反之，像远古时代的人那样吃东西，才能保持身材苗条和身体健康（这里的"旧石器"是指旧石器时代，当时的人类刚刚学会制造石器工具；直至 10 000 年前，人类开始农耕，这一时代才结束）。

旧石器饮食法的优势显而易见，在我们挑选食物时就可以体现出来。由于旧石器时代没有任何加工垃圾食品（例如汽水、胡椒薯片等），所以执行旧石器饮食法的人必然不会吃这些东西，这当然有益于他们的健康，有助于保持苗条身材。是的，这样看来，旧石器饮食法非常健康。

但是，当我们从另一个角度看待旧石器饮食，它的缺点就暴露出来了——旧石器饮食法的主要原则是尽可能多吃烤肉，因为肉是旧石器时代人类饮食的重要组成部分。但是，首先，我们压根儿不可能知道 100 万年前我们的祖先究竟吃了多少肉；其次，也是更加重要的一点，旧石器时代人类的饮食方式不一定是一种让人长寿的饮食方式，因为"长寿"绝非人类繁衍进化的基本目标。这样看来，自然界所追求的目标和我们追求的目标不一样。繁衍和进化不是让一只果蝇或者一只小鼠健康地老去。对大自然来说，一个老人能否在庆祝他的 80 岁生日之后和孙子打最后一次乒乓球根本不重要；重要的是我们将基因传承下去，而这件事早在老人 80 大寿之前的很多年就已经完成了。如果过量的肉类和（动物）蛋白在我们年轻的时候把我们变得体魄强健、富有活力、生育力强，多年以后却给我们带来疾病，那么这依然符合繁衍与进化的原则。

我认同旧石器饮食主义者的观点：肉类也是纯天然饮食的一个重要组成部分。不幸的是，从长远来看，我们并不清楚摄入多少肉能带来多大的好处。我们采用这种多肉的饮食方法能够促进基因的传承，但在现今这个时代，这种饮食法可能不利于延长寿命。

大多数研究结果确实已表明，从长远来看，经常大量吃肉是不健康的。所以我们应该少吃红肉（例如牛肉和猪肉），并严格控制工业加工肉类食品（例如香肠、火腿和熏肠等）的摄入，它们是最不健康的肉类来源。如果你只想放弃一种肉类来源的话，那么最好放弃这种加工肉类食品。

关于大量吃肉对健康的影响，我们不妨用具体数据来说明：每天摄入 60 克加工肉类的人，其死亡风险比每天摄入 10 克加工肉类的人高 22%（形象地说，后者就是每周只吃一根香肠）。换成红肉就是：每天摄入 120 克红肉的人（大约为一大块肉排），其死亡风险比每天只摄入 20 克红肉的人高 29%。

之前，我每天都吃肉。"晚餐没有肉"这件事对我来说是个玩笑话，是一顿不完整的晚餐，也会破坏我的好心情。所以我花了很长时间调整适应这件事。此后的很长一段时间里，我都觉得，在没有

减肥、抗老、免疫

肉的情况下，我很难做出美味可口的佳肴。但现在对我来说这是可以实现的，并且还能通过练习取得越来越好的效果。

如今，我一年当中会奖励自己吃几次野生动物的肉或者食草动物（如牛）的肉排，每次一块。总体上，我一个月吃一到两次肉，而且更喜欢吃散养的鸡肉。我严格拒绝依靠大规模动物养殖所生产的工业加工肉类。当然首先也是出于情感和道德原因，那些动物被残忍杀害，我觉得我很难有心情去享受它们的肉。我这里并不是要批判其他吃肉的人，我只是说，我已经多年对肉没有什么兴趣了，所以我很难对着肉大快朵颐。我并不是觉得我仅享用了几分钟的肉，而动物却承受了一生的痛苦……①

简而言之，我没有完全放弃吃肉，并且从健康的角度来说，我们也不应该完全放弃吃肉。不过我觉得，如果我们把每天吃肉看作一件理所当然的事，这并不值得称道。我很喜欢的一个德语词是"Sonntagsbraten"（星期日烤肉），对我来说，肉类一般会出现在欢庆的场合。比如，一大家子人围坐在一个长条木桌旁时，我会很乐意做烤肉，肉是从我家附近的农舍买的，那里的动物是以正确的方式散养的，没有用浓缩饲料养殖。现在，就在我写下这一段文字时，我自己甚至都觉得很惊讶——我竟然几乎没有馋过肉。

---

① 说到这里，我想对各位经常吃很多肉的读者说（典型代表是执行旧石器饮食法和低碳水饮食法的人）：原则上，我欣赏大家独到的见解，欢迎大家对主流观点提出疑问。单纯从学术的角度来看，这么做无疑是有趣又有益的。但是这样又会出现另外一种情况——我们通过发起一场"论战"来提出观点，却不仅是在反对大部分的实证认知，而且很可能酿成错误。虽然基于现有知识我不建议大家吃肉过量，但如果你是从道德和伦理的角度与主流观点产生分歧，认为我们不该同情动物，要多吃肉，那不仅会给很多人的健康带来负面影响，还会让更多的动物做出无谓的牺牲。几乎所有的研究都表明，人类是离不开肉类的，我们出于科学的原因接受动物遭受痛苦是一码事，出于伦理道德的角度不让动物遭受痛苦又是另一码事。

动物蛋白和植物蛋白有什么区别

也许有人会问，如果我们很少吃肉，那么应该从哪里摄取蛋白质呢？答案是从植物中。一提到蛋白质，我们就会自动联想到肉，但是许多植物和菌类也含有相当高的蛋白质。大象、河马和大猩猩这些动物只吃植物（草和树叶等），但这似乎并没有给它们的身体和肌肉带来多大的损伤。优质植物蛋白来源有：菜豆、扁豆、鹰嘴豆、小麦胚芽、燕麦、布格麦[①]、藜麦、苋菜、种子（如亚麻籽、奇亚籽、葵花籽、南瓜子），当然还有坚果、花生酱[②]和杏仁酱。此外，一些蔬菜（如西蓝花、菠菜和芦笋）也含有相对较高的蛋白质。

前已述及，经证明，植物蛋白不仅对身体无害，而且还能预防一些疾病。比如，摄入过量的动物蛋白会招致高血压和糖尿病，但植物蛋白却有助于降低高血压和糖尿病的患病风险。哈佛大学一项新的大型研究表明，多吃植物蛋白（例如菜豆、扁豆或坚果）可能还会延年益寿。

至于植物蛋白为什么比动物蛋白更健康，目前看来还不得而知，但至少有两个因素是值得考虑的。蛋白质是由被我们称为氨基酸的"建筑材料"构成的，一共存在 20 种氨基酸，我们的身体甚至可以自行合成其中的几种（如精氨酸和谷氨酰胺），它们属于非必需氨基

---

① 布格麦又称"碾碎的干小麦"，常见于欧洲、中东和印度菜中。——译者注
② 花生酱需要注意的是其含糖量，不同种类的花生酱差别很大。花生酱中常常含有棕榈油，涉及棕榈油的研究很少。有些花生酱中含有反式脂肪酸，100% 是危害健康的。关于糖、棕榈油和反式脂肪酸的内容可见本书后面章节。购买不含糖、棕榈油和反式脂肪酸的花生酱并不难。

酸。其他氨基酸，如甲硫氨酸、亮氨酸、异亮氨酸、缬氨酸和色氨酸，则需要我们通过饮食来摄入，它们属于必需氨基酸。动物蛋白和植物蛋白在氨基酸的组成和数量上有一定的不同，这会造成一些差异。

直白地讲，动物蛋白中含有更多的必需氨基酸，如甲硫氨酸；而植物蛋白则含有更多的非必需氨基酸，如精氨酸。恰恰是过多的必需氨基酸往往会给身体健康带来不良影响，如加速衰老。在上文提到的那项大型研究中，研究人员有针对性、分阶段地对患有阿尔茨海默病的小鼠实施饮食控制，不让它们摄入必需氨基酸，而是用非必需氨基酸来替代。这样，它们的阿尔茨海默病便得到了抑制。

甲硫氨酸是一种重要的必需氨基酸，它很特殊，因为每一种蛋白质都是氨基酸链结构，一般是由甲硫氨酸起始的。如果缺乏甲硫氨酸，人体自身的蛋白质合成就会陷入停滞，人体"建筑事业"进而受阻。

长期以来，能延长无数动物（诸如果蝇和小鼠）寿命的一种方法是给它们喂食低热量食物。只是最近几年人们才发现，这种严苛的饥饿饮食并非必要，通常只需减少蛋白质就足够了（反之，低热量饮食的延年益寿效果可能还会被大量的必需氨基酸破坏）。就果蝇和小鼠而言，实验人员仅需限制其必需氨基酸——甲硫氨酸的摄入量，它们便可以活得更久。

虽然这些研究目前仍停留在初级阶段，但一些乐观主义者已经在竭力宣传低甲硫氨酸饮食，希望能通过这种方式延缓衰老。顺带提一句，这样的饮食只可能是精制的素食——不仅要放弃所有的动物产品，而且还要放弃巴西坚果和芸豆等食物。一项相关研究的组织者称，为了进一步降低蛋白质摄入量，人们甚至还可以大量吃水果，大量饮葡萄酒和（或）啤酒。这是一种独创的长寿饮食法！

好了，严肃一点，我很好奇在这方面还有什么新的认知。种种迹象表明，几种癌症对甲硫氨酸这种氨基酸也很敏感，因此低甲硫氨酸饮食可能会为一些癌症的治疗提供支持。

但是无论怎样，我都觉得我们的命运就仅仅与一个氨基酸捆绑在一起，这个说法实在是过于简单化了。首先需要明确的一点是，无论是否含有甲硫氨酸，素食都可以非常健康。但这句话需要正确理解——如果不搭配薯片和可乐，那么素食也许是最健康的饮食方式之一。你将会在后续章节中读到这一点（千万不要忘了维生素 B_{12}）。从纯健康的角度讲，其实你没必要当个素食者。一些研究结果也表明，还有更健康的饮食方式：有几种动物蛋白也非常健康。下面就让我们来看看是哪些动物蛋白吧。

酸奶怎样帮我们预防肥胖，使我们的身体保持年轻态

植物蛋白和动物蛋白的差别不只是氨基酸的组成，至少同样重要的一点是，蛋白质会出现在不同的"篮子"中，不会单独出现。毕竟，无论刀子是否锋利，我们都无法用它单独切出肉排或杂豆烩中的蛋白质。

肉类在为我们提供蛋白质的同时也不可避免地给我们带来了大量的饱和脂肪酸，但植物中几乎不含有这种东西。肉类有时也含有比人体所需更多的无机盐、铁和其他物质（我们现在确实不知道红肉或加工肉类到底有什么危害）。而植物为我们提供的，除了蛋白

质，还有丰富的纤维素和其他一些有助于预防癌症并延缓衰老的物质。

这个"篮子原则"对另外两种动物蛋白来源也是至关重要的，那就是酸奶和鱼类。我要为它们说话，因为它们对身体健康有好处，甚至还能使身体保持年轻态。

让我们先从酸奶开始。酸奶不单单是黏稠的奶，而是一种经过乳酸菌发酵后的奶，也就是事先被"消化"了一番。乳酸菌将一部分乳糖变成了乳酸，也因此将酸奶变成了一种独一无二的食品（开菲尔乳与之类似，对身体健康大概也有类似的功效）。

美国麻省理工学院的科研人员在一系列研究中给小鼠提供含有大量脂肪和糖分的食物，这些小动物不仅随着时间的推移明显胖了起来，而且它们的腹部脂肪也像气球一样膨胀。前已述及，这种脂肪沉积在腹部，会扰乱新陈代谢并引发炎症，就像一个腺体一样，腹部脂肪会导致各种各样的并发症。

但令人惊奇的是，科研人员仅需在垃圾食品之外再给小鼠提供一些酸奶，这种发胖现象便可以被有效抑制。这种益处显然不是由蛋白质或者钙等其他物质带来的，而是乳酸菌。

这一系列实验表明，科研人员甚至都不用在垃圾食品之外给小鼠喂酸奶，它们仅需将酸奶中含有的一种乳酸菌随饮用水一起喝下，便可达到瘦身的效果。这种乳酸菌即为罗伊氏乳杆菌。令人格外诧异的是，虽然那些摄入罗伊氏乳杆菌的小鼠和没有摄入乳酸菌的对照组小鼠吃了一样多的垃圾食品，但它们与对照组的小鼠相比并没有变胖。这再一次证明，人的胖瘦不是简单的热量摄入问题。"吃什么"才是对胖瘦起决定性作用的因素。

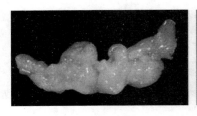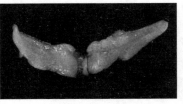

图 2.2　乳酸菌有预防肥胖的作用

　　左图显示了只吃垃圾食品的小鼠的腹部脂肪，右图显示的则为另一只小鼠的腹部脂肪，虽然它与左图小鼠吃了一样多的垃圾食品，但额外饮用了罗伊氏乳杆菌水。

　　当我们喝酸奶时，身体会发生什么变化呢？它会经过胃和小肠，最后直到大肠。在大肠中，特定的乳酸菌能对我们的免疫系统产生积极作用，调节炎症反应。但这不仅仅发生在肠道内，而同样可见于人体的其他部位。具体的结果是：免疫系统受到影响，炎症过程得到了遏制。在肥胖和衰老问题上，这是一件值得肯定的大好事。虽然我们需要一个敏感的免疫系统来预防炎症的发生，但长期来看，一个过于敏感的免疫系统也会破坏我们的身体组织。

　　具体来说，这千丝万缕的联系很复杂，而且至今还没有完整详尽的研究。但有一点很清楚：我们的免疫系统也会随着岁月的流逝而受到影响。一方面，随着生命的老去，我们会越来越容易出现炎症，抵抗力会越来越差，严重时流感和肺炎甚至都有可能危及生命；另一方面，一个运作良好的免疫系统，也就是我们身体里强大的"防卫军队"，当完成了自己的使命，也就是把敌人消灭之后，它会自行撤军。但随着年龄的增长，这种调控作用会逐渐消失殆尽。这就好像一支管理严格的军队陷入了无政府状态。夸张一点说，步入老年之后，我们的身体总是很容易出现炎症。

伴随着生命的老去，老化和死亡的细胞以及其他的一些分子废弃物可能会导致我们的免疫系统越来越多地被"调用"，不遗余力地试图清除这些废弃物。

肥胖现象也会随着年华老去而愈发凸显，而且肥胖也会招致炎症。当我们变胖时，不仅脂肪细胞会增多，而且细胞本身也会膨胀起来。当脂肪细胞在一个狭小拥挤的空间内膨胀到一定程度后，它们就会阻碍血液流通。由于脂肪细胞也需要靠氧气存活，所以其中一些脂肪细胞可能会"窒息而死"，于是就又回到上述关于免疫系统的问题：脂肪细胞死亡会像伤口恢复一样调动免疫系统，让免疫系统来清扫这里的"废墟"。

无论是肥胖还是一般的老化，元凶最可能是谁呢？是身体内不断增加的炎症物质，哪怕我们并没有感冒或感染其他疾病。最重要的一点是，炎症几乎会助推所有老年疾病，从糖尿病到动脉硬化，从癌症到阿尔茨海默病。炎症大概是这样加速衰老进程的：

慢性炎症→衰老／老年病

我们可以从上文中得出一个不二法则：作为"炎症克星"的食物能够帮我们保持身体健康，甚至可能还会延缓衰老。除此之外，它们也有助于我们预防肥胖。许多植物物质，如姜黄根中的姜黄素、橄榄油中的一些特殊成分、ω-3脂肪酸，以及一些特定的乳酸菌，都有抑制炎症的功效。

在一项实验中，麻省理工学院的科研人员给一部分年老的雌性小鼠喂酸奶。结果发现，与不喝酸奶的对照组相比，它们的皮毛看起来明显更有光泽，更显年轻。很可能是因为皮肤中的炎症过程被抑制了。而在雄性小鼠那里，乳酸菌则抑制了睾酮减退，这种现象一般与年龄相关。这表明，它们的睾丸激素还维持在一个年轻态的高水平。它们的身材变得更加纤瘦，身体更有活力，肌肉量增多，毛发变得浓密。

对我们人类来说，酸奶中的乳酸菌也会起到积极的作用。正如我在引言中所提到的，哈佛大学的一项大型实验在数十年内收集了逾12万人的饮食习惯数据，其中酸奶脱颖而出，成为瘦身的最佳食物之一。人到中年，我们普遍会遭遇发胖的问题，但我们喝的酸奶越多，体重增长的幅度就越小。顺便提一句，上述内容并不适用于低脂酸奶。根据西班牙的一项研究，如果一个人经常喝脂肪含量正常的酸奶，则会拥有更加纤细的腰。总的来说，奶制品的脂肪含量并不会对体重和身体健康有非常显著的影响，因为发酵的作用更重要。

各种实验也证实了乳酸菌有助于减肥。在一项实验中，科研人员让125位肥胖的男性和女性受试者吃了12周的减肥餐，其中还给一半受试者补充了乳酸菌。12周后，科研人员又让他们在接下来的12周里恢复正常的饮食。这次仍然有一半受试者补充了乳酸菌，而另一半人拿到的则是安慰剂。

坏消息是，乳酸菌并没有给男性的两个组带来什么不同，但在女性两个组中呈现出不同。与对照组相比，补充乳酸菌的那组女性受试者在吃减肥餐期间比对照组的女性减掉了更多的体重和脂肪。不仅如此，这种瘦身的趋势直到恢复正常饮食之后还保持着，而对照组的那些女性却又开始慢慢长胖了（如图2.3所示）。

减肥、抗老、免疫

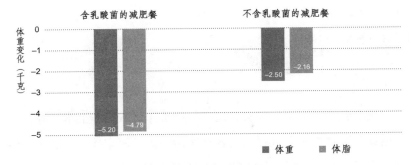

图 2.3　乳酸菌对减重的影响

　　乳酸菌至少可以帮助女性减轻并保持体重：减肥餐配上乳酸菌，体重和体脂下降幅度更大。

　　在乳酸菌能使皮肤保持"年轻态"这一作用上，也有初步结果与前述小鼠的实验结果一致。在一项实验中，41~59 岁的 110 位女性受试者在长达 12 周的时间里，每天要么摄入安慰剂，要么摄入乳酸菌。最后，乳酸菌不仅让皮肤变得更加富有光泽和弹性，而且脸上的皱纹也（轻微）变浅了（如图 2.4 所示）。

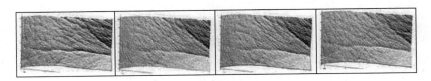

图 2.4　乳酸菌对皮肤的影响

最左端的图展示的是实验刚开始时一位女性受试者右眼旁边的局部

皮肤状态，从左起第二张图开始，分别是开始补充乳酸菌后第4、8、12周的相同部位状态。

我不会给予这个初步实验过高的评价。但从根本上讲，我认为利用饮食来延缓衰老进程比用各种所谓的抗老面霜甚至是麻痹神经的保妥适（BOTOX）更加高效。如果我们能由内而外从根上抑制衰老进程，那么总归是在做一些有利于整个身体的事情，而不只是修补我们的"外壳"。

我是这样做的：我几乎每天都会吃一小碗无糖的纯天然酸奶配水果（有时在中午，但更多作为晚餐后的小食）。多数情况下，我会放一小把蓝莓、草莓或覆盆子进去，还会加几小勺亚麻籽和 / 或奇亚籽以及小麦胚芽，有时还会加一些燕麦片、麦片或无糖混合麦片，也有的时候加坚果。

最长寿的"鱼素者"

生活在冲绳的日本人是世界上最长寿的群体之一，不过这句话只针对最年老的一代。至少，这代人基本上仍然在沿用最传统的饮食方式。（年轻人却更喜欢快餐，冲绳地区日本人的超长寿命也显然将成为过去式。）冲绳岛是日本的一个岛链，位于日本本土西南部，距离日本本土大约三个小时的飞行路程。最年老的一代冲绳人一直以来都以素食为主，他们只偶尔吃一点海鱼。几十年前，冲绳人的饮食不仅热量很低,脂肪和蛋白质含量也极少。当时,他们赖以生存的基本是一种碳水化合物——深受当地人喜爱的甜土豆。而超长寿命是在第二次世界大战之后才落到冲绳人头上的,因为二战后鱼类、大豆以及少量的肉类和乳制品丰富了冲绳人的餐桌。

而即使在美国这个快餐的"大本营",也生活着可能是现如今最长寿的群体。不过我所说的这个群体是一个信奉基督教的宗教群体,名为"基督复临安息日会"。这一群体的成员几乎不会踏进任何一家麦当劳的门,他们将自己的身体视为"上帝的圣殿",所以他们像敬畏上帝一样敬畏自己的身体。(基督复临安息日会分布在世界各地,德国也有,而且很有可能他们已经在我们的周边生活很久了,只是我们无从得知。)他们经常运动,基本没人抽烟喝酒,其中大多数人吃得非常健康,许多人(不是所有人)都是素食者,以上的一切都使得他们不仅很少生病,而且还拥有远高于美国人平均水平的预期寿命。一些研究显示,他们的预期寿命最多能超出平均水平 10 年之久。

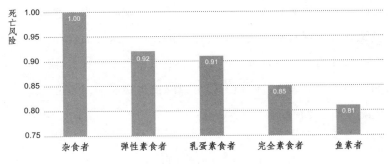

图 2.5　杂食者与不同素食者的死亡风险

在基督复临安息日会的成员中，素食者的死亡风险要比非素食者低。弹性素食者就是半素食者，评判标准是一个月至少吃一次肉，但不能多于一周一次，至于蛋和奶的摄入量却不受任何限制。乳蛋素食者一个月至少吃一次蛋和奶，但吃肉（包括鱼类）的频率要低于一月一次。完全素食者，每一种动物产品的摄入频率都要低于一月一次。鱼素者吃肉要少于一月一次，但每个月至少要吃一次鱼，对蛋和奶则没有限制。

在美国加利福尼亚，一项开展了数年的研究收集了逾70 000名基督复临安息日会信徒的数据。这项研究揭示了这些信徒的长寿排名情况：素食者要比非素食者长寿，而在素食者中，完全素食者的数据也非常亮眼。然而，最为长寿的却是"鱼素者"，即那些有时会吃鱼的素食者。这虽然只是一个相关关系，但我认为它在这里极具说服力，因为目前来看，这些时而吃鱼的信徒与其他信徒并没有什么根本的不同。

但令人遗憾的是，几乎没有实验通过控制变量（给其中一组受试者吃含有鱼的减肥餐，给对照组的受试者吃同类食物但是不含鱼的减肥餐）来观察两组是否有健康上的差别。这方面仅存的少数几个实验都证明吃鱼有好处，但总的来说仍然离不开观察性研究。一切的一切几乎都表明，吃鱼不仅可以降低患病风险，还可以降低死亡风险（如图2.6所示）。

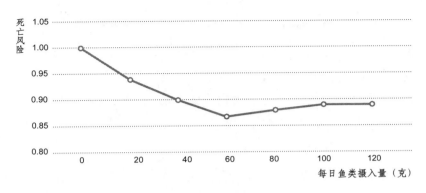

图 2.6　吃鱼会使死亡风险降低

　　图 2.6 收集了 7 个不同观察性研究的数据。得出这些数据的方法与过程如下：科研人员抽取尽可能具有代表性的一部分人作为样本，在一定时间内进行观察（具体说是抽取几千人，观察几年或者几十年），从而确定有多少不吃鱼的人在这段时间内死亡。我们将他们的死亡风险设置为 1（100%）。然后就可以将这一风险与吃鱼者的死亡风险进行对比。科研人员观察到，吃鱼的人在这一段时间内死亡风险更低，如果我们再把目光转向关于鱼类摄入量的数据（比如在上述研究中），就可以将分析进一步细化，从而得出结论：每日摄入 60~80 克鱼类的人死亡风险最低。

但这个结论有三个重要限制条件：

● 前文述及的吃鱼益处并不适用于炸鱼。过度食用炸鱼会带来诸
　多不良影响，如提高心衰的发病风险，然而摄入其他鱼类则会
　使该发病风险降低。
● 没必要暴食鱼类。正如图 2.6 所示，死亡风险的最低值对应的

是每日摄入鱼类 60 克。瑞典新近的一项研究表明，这一"最优值"甚至还要低一些，大约为女性每天 25 克和男性每天 30 克。如果吃多了，死亡风险又会升高，而且对女性尤其明显。因为鱼类中也含有一些有害物质，所以我将鱼类的摄入量控制在每周 1~2 块。（我每周最多吃两块鱼，每块约一个手掌大小，重量在 100 克上下。）

● 吃什么鱼很重要。鱼类中含有的有害物质主要是甲基汞，这种物质尤其集中在体型庞大且寿命长的鱼类身上，比如金枪鱼、箭鱼、鲨鱼和国王鲭鱼等。鲇鱼[①]常见于越南地区的鱼市，其体内汞和其他一些有毒物质的含量尤其高，所以应该少吃这些鱼，孕期及哺乳期妇女和小孩子甚至应当完全不吃。此外，我们也要留意鳎鱼，这种鱼类很可能有铅污染。鳟鱼、普通的鲭鱼、鲑鱼、鲱鱼、鳀鱼、贝类、螃蟹、虾和牡蛎的汞含量通常很低，值得推荐给所有人（孕妇应当少吃贝类和生牡蛎，以防止可能发生的感染）。

通常，在进行尸体解剖时会发现，常吃鱼之人大脑中的汞含量确实会稍高一些。或许读到这里，你才刚刚感受到一些不安。然而，一项研究表明，爱吃鱼的人的大脑不仅没有受到损伤，而且截然相反的是他们大脑中的蛋白质沉积现象更少，而这种现象对于阿尔茨海默病患者来说很典型。吃鱼的人和断食肉类的人整体上拥有明显更大的大脑容量。由于大脑退化是一个典型的衰老现象，因此我们可以说，吃鱼之人的大脑能够更长久地保持年轻状态。

---

① 本书中出现的所有"鲇鱼"均指巴沙鱼，为东南亚地区重要的淡水养殖鱼品种，又称越南鲇鱼。——译者注

　减肥、抗老、免疫

另一项研究也发现了吃鱼的好处：吃鱼之人的记忆力并不会随着年华的流逝而出现明显的衰退。在一项针对 900 多位八旬老人的长期研究中，科研人员发现，每周吃一次鱼的老人记忆力衰退的程度较轻。这一点在携带 ApoE$_4$[①]基因的人身上更为明显，ApoE$_4$ 是一种会提高阿尔茨海默病患病风险的基因突变类型。据估计，每星期吃一次鱼至少能使大脑年轻 15 岁！

　　鱼的这种益处极有可能并不是鱼身上的蛋白质带来的，或者至少说蛋白质不是首要贡献者。这种益处更多与 ω-3 脂肪酸有关。正如酸奶一样，ω-3 脂肪酸也有抗炎作用（详见第十章），而且鱼身上还含有许多其他的宝藏物质，比如 B 族维生素和维生素 D。除此之外，鱼类还是碘、硒等重要却稀缺微量元素的天然来源。

　　最后，我觉得，鱼还有一项无可替代的优势：做鱼时，你真的不需要任何烹饪天赋与烹饪技能，便可做出一道佳肴，就连我都可以。比如，你拿起一条鲜活（表面还带有黏液的）的鳟鱼，清洗后涂上盐和胡椒粉，放入一个耐热的碗中，再加一点迷迭香、百里香、香菜和卷心菜。还可以根据个人喜好加其他的蔬菜，最重要的是好吃就行。我觉得番茄和西葫芦尤其适合加入其中，洋葱也不错。最后再加入一些特级初榨橄榄油、一点香醋、少量柠檬片和蒜片，以及少许白酒和一片月桂叶，然后放入烤箱中（最高 180℃），20 分钟后，一道美味佳肴就出炉了！

---

① ApoE$_4$（载脂蛋白 E$_4$），携带此基因会增加阿尔茨海默病的患病风险。

蛋白质：小结与建议

蛋白质不仅为我们提供能量，而且还作用于身体的组织结构，影响我们的肌肉组织、血液、骨骼、免疫系统等。一些激素和很多信使物质都是蛋白质分子。mTOR 也是一种蛋白质。对于蛋白质这种"建筑材料"，我们需要摄入某个最小量以维持生命，这个量至关重要，是绝不能被脂肪和碳水化合物替代的。

如果我们摄入的蛋白质达不到这个量，就会像其他很多动物一样不停地吃，一直吃到身体对蛋白质的最低需求得到满足为止。

相反，即使我们摄入了足量的蛋白质，我们的身体也不能像储存多余的碳水化合物和脂肪一样储存它们。所以，我们需要对蛋白质的摄入量进行更为严格的控制。一般情况下，我们既不能摄入蛋白质过少，也不能摄入过多。最优的蛋白质摄入量通常为摄入总能量的 15% 左右。

成功的减肥餐往往具有高蛋白的特点，因为蛋白质的饱腹感是三种主要营养物质中最强的。只要我们对蛋白质的需求得到了满足，我们就会自动停止进食（但这不是铁律，我们的身体当然不是只需要蛋白质，也需要一定量的脂肪、维生素、矿物质等）。所以，如果想减肥，就应该考虑上述蛋白质理论，并尝试执行高蛋白饮食法。

要想健康地老去，蛋白质的选择至关重要。像阿特金斯饮食法那样，大量摄入红肉、火腿和香肠等，虽然能在短期内实现减重，并令减肥之人充满干劲儿，但这只适用于极特殊情况，如短期减肥。从长远来看，大量摄入动物蛋白会加速衰老进程，并增加各种老年病的患病风险。

非常健康的蛋白质来源也可以实现同样甚至更好的饱腹效果[1]和减肥效果。例如，鱼类、海鲜（家禽更多地作为次要选择）、酸奶（也包括更像奶酪的夸克酸奶，其蛋白质含量很高）、菌类和几乎所有的植物蛋白，特别是扁豆、菜豆、西蓝花和其他蔬菜，此外还有种子和坚果（推荐每天吃两把坚果，我自己非常喜爱坚果，所以我会吃得更多）。如需进一步了解，请看以下"蛋白质指南针"。

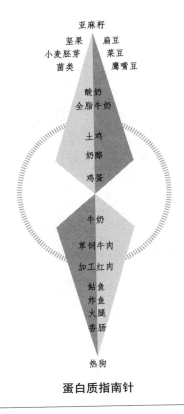

蛋白质指南针

---

[1] 豆类不仅能提供很多蛋白质，而且还有丰富的纤维素。实验表明，豆类比肉类更能让人产生饱腹感。

最健康的蛋白质来源于植物和菌类。动物蛋白来源中最值得推荐的则是酸奶和鱼类。扁豆、菜豆、鹰嘴豆等豆类会在第六章中详细介绍。我们应该少吃加工红肉、鲇鱼、炸鱼和深加工肉类产品，例如火腿、香肠和热狗。

减肥、抗老、免疫

第三章

"完美食谱"

中的关键成分竟然是……

碳水化合物：吾与脂肪孰"健康"

　　既然一定量的蛋白质（不多也不少）对我们来说是最理想的，就说明我们可以或必须从其他方面摄取更多能量。因为蛋白质毕竟只占我们摄入总能量的 15% 左右，剩下还有 85% 的空缺。我们应当如何填补这 85% 的空缺呢？它们应该来自哪些主要营养物质？是碳水化合物还是脂肪？它们二者中哪一个更健康？

　　听上去真是个简单且无趣的问题。听到有人问出这个问题，给人的感觉就像是自己跳入了亚马孙河，而身边有一大群缺吃少喝、营养不良的食人鱼在游来游去。但是，提出这一问题的人最终会有所收获，没有一个问题能像这个问题一样如此严重地分裂大家的思想。每个人早晚都会落入两大阵营的其中一个，而这两大阵营尖锐对立，充满敌意。如何划分，就取决于人们如何回答这一问题。

　　从前，这个问题的答案是很清晰明了的：我们应该尽可能多吃碳水化合物，抵制高脂肪食物。这是传统低脂主义者的基本立场，脂肪被视为导致发胖的物质，因为一克脂肪的热量比一克碳水化合物要多。

　　脂肪不仅会导致发胖，而且其含有的饱和脂肪酸还会致病，因为它会提高血液中的胆固醇含量。在后续章节中，我们会针对不同

　　　　减肥、抗老、免疫

脂肪展开更详细的讨论，这里不妨先睹为快：饱和脂肪酸主要存在于动物制品中，如肉类、香肠、全脂奶、奶酪、黄油等。饱和脂肪酸确实会提高血液中的胆固醇含量，尤其是不健康的低密度脂蛋白胆固醇。胆固醇会在我们的动脉壁上堆积（动脉阻塞，医学术语叫"动脉硬化"），从而加大心肌梗死的风险。如果梗死发生在脑部，则会提高脑卒中的患病风险：

饱和脂肪酸→提高血液中的胆固醇含量→心肌梗死

结论：低脂饮食

低脂主义在医学界始终占据主导地位，而且得到官方支持，例如德国营养协会。于是，低脂主义倡导人们更多地选择面包、面条、大米、土豆这种低脂碳水食物。这些食物通常也被称为"主食"。

什么？面包、面条、大米和土豆？没事吧？这几样东西在低碳水主义者的耳朵里听起来就像是一份处心积虑精心调制的混合毒药。他们连同那些低脂主义的批判者一定会说：最晚从 20 世纪 80 年代开始，各种健康部门、机构和组织就不断警示我们摄入过多脂肪会带来严重危害。同时，伴随着这些警示，各种轻食和减肥食谱相继占据了我们的超市货架。尽管如此，我们却并没有变得更苗条、更健康。相反，肥胖现象和 2 型糖尿病的发病率在同一时期出现井喷式增长。低碳水主义者觉得这也不足为奇，因为脂肪（尤其是饱和脂肪酸和胆固醇）纯粹是被诋毁、被冤枉了，其实真正的危险埋伏在其他地方。

低碳水饮食的最新形式是 LCHF（Low-Carb-High-Fat）饮食

法，中文全称为低碳高脂饮食。所有的天然脂肪都非常受这一饮食法的欢迎，比如黄油、奶油、奶酪、全脂奶、橄榄油和椰子油等。但是人造黄油不健康，这种黄油在工业加工过程中被硬化，又通过人工手段变得可融化。

但碳水化合物才是 LCHF 饮食法的眼中钉和肉中刺。其食物黑名单的第一名便是糖，大米、面包、面条和土豆紧随其后。除此之外，根据 LCHF 饮食法，人们还应少吃埋在土里的蔬菜，因为这些蔬菜大多含有淀粉，而淀粉是一种高度浓缩的碳水化合物，由无数的糖分子（葡萄糖）组合而成，不是什么好东西。这类蔬菜除了土豆之外还包括胡萝卜、甜菜和欧洲防风等。LCHF 饮食法更推荐生菜、各类卷心菜、番茄、西蓝花、西葫芦、茄子等蔬菜。

那么，低碳水主义者究竟出于什么原因抵制碳水食物呢？主要有以下三个方面：

● 碳水化合物（主要是快碳水化合物和含糖碳酸饮料，当然也包括面包、土豆、大米等）会使我们的血液充斥着单糖葡萄糖（糖和碳酸饮料还会带来果糖）。胰腺随之会分泌胰岛素，在胰岛素的影响下，糖分会从血液进入细胞。为了控制大量糖的冲击，胰腺在这种情况下又会分泌大量的胰岛素，让血糖下降——这也就导致了低血糖的发生。而此时，我们需要进食，而且是立即进食。对食物也有要求，必须是能够使我们的血糖水平快速上升的食物。够讽刺吧，我们需要的正是快碳水化合物！这样一来，我们的一整天就徘徊在糖分泛滥和不断饥饿之中。

● 胰岛素这种激素不仅推动血糖进入我们的细胞，而且它还是一种脂肪储存激素。换句话说，碳水化合物会导致胰岛素的分泌，胰岛素分泌会促进脂肪储存。如果有胰岛素在血液中大量循环，脂肪燃烧就会受阻，从激素的角度来看，减肥也就不可能了。

● 如果以上两点还不够的话，那么循环往复的血糖和胰岛素高峰是非常有害的，因为它们会加快衰老进程，招致各种老年病的产生，从糖尿病到癌症。

碳水化合物→血糖和胰岛素高峰→脂肪储存/老年病

小结：低碳水饮食

这就是关于低脂饮食和低碳水饮食的两个粗略推导。因为细节非常复杂，所以我只能一点一点地向你解释。但在我们刨根问底之前，不妨先插入一个小问题：经过几十年的研究，谜底难道不应该慢慢浮出水面？评判低脂主义和低碳水主义两大阵营孰是孰非，应该已经比较简单了吧。然而事实却是，只要我们去分析每种观点的利与弊，就会发现，找出一个非黑即白的评判是极其困难甚至可以说根本不可能的。这很奇怪，竟然存在两个尖锐对立的阵营，且双方都能从各种生物化学现象中援引出对自己有利的论点和论据，无论是个例还是系统性研究。这难道不是太令人疑惑了吗？它们之间的尖锐对立又是从何而来？

我们也可以换个问法，"几十年来，传统低脂主义的拥护者全都错了"，这句话有多大的可信度。反过来，"包括哈佛大学在内的大量低脂主义批判者全都是傻瓜和骗子"，这句话又有多大的可信度。如果这两句话都不对，那么矛盾焦点是什么？我们应当如何减少或解决矛盾？

这个问题我探究了数月之久。我认为各种饮食理念和认知之间或多或少都存在一些矛盾，而本书的最大目标就是从这些矛盾的理念和认知中挑选拼凑，组合出一套新的饮食方案，集万家之长，并且不谈任何"阵营"或"主义"。长期以来我都觉得，总归会有一种理想的饮食方式，总归会有一种"最优解"能够最好地满足我们的身体所需。相应地，我们身体需要的碳水化合物和脂肪，也总会有一个"最优解"。那么究竟应该"低脂高碳"还是"低碳高脂"？这就是我们本章所要探讨的问题！

这八个字（也可以说是两组四字）很久以来都让我处于一种精神错乱的边缘。但是思来想去后，情况逐渐有了一些变化。我在这个问题上钻得越深，我就越发觉，试图找出一种完美的、对我们所有人都适用的饮食方式，不仅是一件不可能的事，而且还会适得其反，尤其是当涉及碳水化合物和脂肪的比例问题时。

这有两大原因。首先，"碳水化合物和脂肪哪个更健康"本来就不是一个决定性的问题，碳水化合物和脂肪的种类相较而言更重要，也就是说，质量比数量扮演着更加重要的角色。有些碳水化合物和脂肪很健康，有些则不是。在碳水化合物和脂肪之间划界线没有什么意义，属于"花拳绣腿"。在某种程度上，"质量重于数量"这一原则才是压倒一切的，可以说适用于我们所有人。

但有一个重要的例外，新的研究表明，并不是每一个人都对等量的碳水化合物耐受。碳水化合物对越来越多的人带来的最大问题是代谢问题。这一群体患有一种"碳水化合物不耐受症"。这些人自然更适合"低碳高脂"的饮食方式。而且，低碳水饮食主义对他们来说就像是多年漫漫长夜后的一缕光，是一种解放与救赎：终于缓解了饥饿感，只要转向这种饮食方式，多余的体重就会掉下来，整个人就会迅速感觉好多了。如果你也属于碳水化合物不耐受的群体，那么对你来说不仅碳水化合物和脂肪的种类很重要，它们各自的比重也同样重要。简言之，"低碳高脂"的饮食方式就是你的"最优解"（我会在第五章对这一特殊情况展开详细论述）。

好了，让我们暂且停留在一般情况下吧。一些人的身体状况只适合低碳水饮食，这一事实倒是给低碳水主义和低脂主义阵营之间长期存在的争议提供了一些有趣的启示：为什么低碳水阵营总是能以不断更新的方式与主流阵营（低脂主义）展开激烈的斗争？现在看来，是因为面包、面条、大米和土豆确实可以成为一种"有毒混合物"。当然，这不是针对所有人，对大部分人来说并不是这样（因此低脂主义才成了主流阵营），但是对某一特定群体真的是这样，尤其是在一些特殊情况下，"毒性"会加重。那么这些特殊情况是指什么呢？如何判断自己是不是属于这一碳水化合物不耐受群体？我说过我会在后续章节详细论述。这一章中，我将聚焦于一般情况，并概述为什么高碳水饮食和高脂饮食都可以很健康。现在让我们先把目光短暂地从脂肪上挪开，聚焦到碳水化合物上。

高碳水饮食：从冲绳老人到基督复临安息日会信徒

过去数年，不分青红皂白地污名化碳水化合物成了一件全民热衷的事情。我倒觉得，如果我们再听到有人辱骂碳水化合物，不妨简单回想一下第二章中所提到的日本冲绳老人的饮食方式：该群体属于全世界最健康的群体之一，他们吃的是什么呢？主要是碳水化合物。碳水化合物曾经占了他们能量总摄入的85%以上。近几十年来虽然有所下降，但这一比重至今仍然高达近60%。

传统的冲绳饮食中只有6%的热量来自脂肪。我们必须好好思考这一点。通常，我们所讲的"低脂饮食"指的是脂肪占能量总摄入的30%及以下，将传统的冲绳饮食称为"低脂饮食"实在是过于笼统了。这种饮食方式应该属于极低脂饮食。

这种饮食方式似乎并没有给冲绳岛居民带来什么损害。冲绳岛上最年长的一代人不仅活到了异常的高龄，而且患心血管疾病、糖尿病和癌症的概率也比其他地区的人低。在这一代冲绳人中，每100 000人中就有约50个百岁老人——这个比例是大多数发达国家百岁老人占比的两倍还多（德国现如今每100 000人中大约只有22个百岁老人）。换句话说，碳水化合物本身也并不那么"有害"。

但我们又迎来了一个大的转折，通过仔细观察，我们发现冲绳岛的案例是一个非常特殊的例子，与一般情况相比，它的适用性是有限的。前已述及，冲绳人总体的进食量就非常少。他们对饮食的克制可以追溯到孔子的一句名言："食无求饱"，在日本叫作"*hara hachi bu*"，意思是"吃到八分饱"即可。所以健康与长寿也可能是这种低热量带来的。这是我的初步猜想。毕竟，热量限制是延长各种生物寿命最有效的手段之一——从酵母菌到蠕虫，从苍蝇到鱼类，从小鼠到猴子。

但我们并不知道传统冲绳饮食中蕴藏的决定性长寿因子究竟在哪里。此外，他们的文化和生活方式都与我们的大不相同，更不用说基因方面的差异了，以至于人们可以合理地质疑他们能够在何种程度上为我们提供具体参考。我觉得只是在有限的范围内可以，至少在主要营养物质的配比方面是这样的。

近年来，人们也仔细观察了其他很多非常健康的族群，并发现他们存在相同的情况，例如提斯曼人，他们生活在玻利维亚亚马孙河支流沿岸，以狩猎和采集为生。这个群体几乎没有出现过动脉硬化的情况。这一点令人惊诧的同时又鼓舞了人心。因为这样大概就能说明，德国居民健康的"头号杀手"——动脉硬化，实际上是自发产生的，因此也是可以避免的。换句话说，虽然我们常常认为动脉硬化是衰老的必然结果，但事实很有可能并非如此。

提斯曼人的饮食中至少包含 72% 的碳水化合物，脂肪和蛋白质各占 14%。他们的饮食以素食为主。这种饮食对他们的心脏有好处吗？可能是的。或者说他们的生活方式整体是好的。提斯曼人住在简易的茅草屋里，没有自来水也没有电。他们有时还用弓箭狩猎，一次狩猎至少持续 8 小时甚至更久，在这个过程中，提斯曼人最多要穿越 18 千米的雨林。提斯曼人基本上整天站着，一天中只有不到 10% 的时间是坐着的。我们从中可以得出的结论不是"摄入大量碳水化合物有利于健康"，而是"一种主要由富含碳水化合物的植物组成的纯天然饮食加上大量运动才是真正健康的"。

德国人的饮食中，碳水化合物在总能量摄入中的占比不到 50%（约 47%），脂肪则占 36% 左右。因此，与冲绳人和提斯曼人的饮食相比，德国人的饮食远远没有那么强调碳水化合物，并且脂肪含量相当丰富。由此，我们可以得出结论：我们应该少摄入脂肪，多摄入碳水化合物。这也正是德国营养协会和其他低脂主义者所倡导的。德国营养协会建议，我们日常摄入的总能量中至少有 50% 应当来自碳水化合物。很显然，这个建议可以引领我们走向健康饮食。

可以，但不是一定。原因如下：其一，人们不是吃多了碳水化合物就能自动变得健康，正如我们所知，糖也是一种碳水化合物，但它并不是有益的营养物质，这一点我们会在下一章谈到。其二，也是更重要的一点（因为尽管一些低脂主义者和素食主义者淡化了糖的危害，但德国营养协会无论如何也不会建议人们吃糖），的确存在一些高脂肪的饮食方式在各类大型实验中被验证是非常健康的。高脂肪的优质饮食不仅极负盛名，而且一些顶级的营养学专家认为它们是健康饮食的极致，我说的正是地中海饮食。具体地说，地中海饮食的脂肪含量能占到总能量摄入的40%甚至更高（而碳水化合物含量却通常低于40%）。

由于脂肪这一主要营养物质被妖魔化了这么久，并且始终被很多人视作是"毒药"和"增肥剂"，我想详细探究一下高脂但健康的地中海饮食。近年来人们对地中海饮食的认知表明，我们对脂肪的恐惧并没有合理的依据。不妨先说一下结论：正如高碳水饮食一样，人们在高脂饮食下也可以健康地活到很老。让我总结一下上述主要信息：

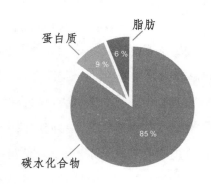

传统的冲绳饮食

传统的冲绳饮食中碳水化合物含量非常高，脂肪含量非常低，这一饮食方式十分健康。

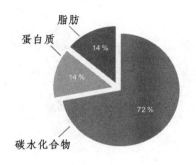

提斯曼人的饮食

提斯曼人的饮食中碳水化合物含量稍微少了一些，脂肪和蛋白质略多了一点，也非常健康。

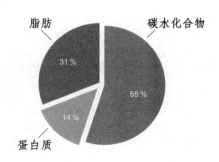

基督复临安息日会信徒的饮食

基督复临安息日会信徒（"鱼素者"）的饮食仍然比较强调碳水化合物。虽然脂肪含量相对碳水化合物稍低，但也已经很高了，以至于我们不能将这种饮食方式称作低脂饮食，但这种饮食也很健康。

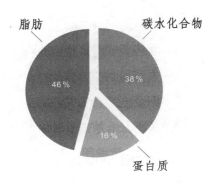

地中海饮食

地中海饮食是典型的脂肪含量高于碳水化合物的饮食方式，这种饮食方式非常健康。

高脂的地中海饮食：太过健康以至于实验被提前终止

之所以叫地中海饮食，是因为它以地中海周围地区的原始饮食方式为主，主要是意大利南部和希腊，尤其是克里特岛。但这个概念是误导性的，因为根本不存在地中海饮食这回事。举个例子，如果你去热那亚港口的麦当劳吃饭，你欣赏着地中海美景，得到的食物却并非地中海饮食。我想说的是，现如今很多地中海地区居民的饮食方式也不一定就是营养学研究人员所称的地中海饮食。

好吧，这是肯定的，但更有甚者，我们常见的玛格丽特比萨或者意式肉酱面（我早前的最爱之一）甚至也不是专家所称地中海饮食的典型食物。同样地，虽然我们倾向于将地中海饮食等同于各种意大利面，但对营养学研究人员来说，意大利面绝非地中海饮食的代表性食物。说到这里，你可以掂量掂量"地中海饮食"是不是个好词。我个人觉得，人生苦短，何必去纠结概念和术语呢！当我从现代营养学的角度去谈论地中海饮食时，它的意思很清楚，这才是最重要的。以下是地中海饮食的主要特征：

●丰富的（当地应季的）蔬菜、豆类和水果
●更偏爱全麦食物，如全麦面包
●经常吃坚果和籽粒
●适量喝点葡萄酒
●额外增加特级初榨橄榄油
●较少的牛奶及乳制品（主要食用奶酪和酸奶，即发酵后的乳制品）
●每星期吃几次鱼
●更偏爱白肉，例如家禽肉，每月只吃几次红肉（猪肉和牛肉）
●每星期最多吃7个鸡蛋
●极少吃甜品（水果常常作为餐后甜点）
●常用香草和大蒜调味，因此比较少盐

通过一个简短的用于实验的调查问卷，人们可以确定实验参与者在何种程度上执行地中海饮食。你也可以用这个问卷轻松地确定你的"地中海因素"有多少（见表3.1）：得分越多就越"地中海"，说明从营养学的角度你吃得很健康。通过这种方式得出"地中海值"，这绝不是一个单纯的小游戏。你得分越高，患许多疾病如高血压、糖尿病和肥胖（包括向心性肥胖）的风险就越低。

特别值得注意的是，脂肪在其中起到了重要的作用。无论如何，事实证明，平常被我们视作增肥剂的一些脂肪含量最为丰富的食物，在地中海饮食中也能帮助我们减肥。例如，研究表明，"食用坚果"与"最大限度降低腰围增长的风险"两者是相关的。换句话说，经常吃坚果的人可能比不吃坚果的人更容易拥有平坦的腹部。经研究，橄榄油甚至也属于"瘦身帮手"！（反之，完全不含脂肪的软饮料则是最可怕的增肥剂之一。）这些研究结果给了我们一个启示：我们摄入的脂肪并不会被我们的身体直接储存为脂肪。脂肪不一定会让人发胖，很多高脂肪食物反而恰恰有助于减肥，例如坚果和橄榄油。

表 3.1　测试：你的"地中海因素"有多少

问题	符合（+1分）/ 不符合（不加分）
你在烹饪时是否将橄榄油作为主要的脂肪来源？	是
你每天摄入多少橄榄油？	至少4汤匙
你每天吃多少单位蔬菜？（1单位=200克）	至少2单位（其中至少1单位为生蔬菜或沙拉）
你每天吃多少单位水果？	至少3单位
你每天吃多少单位红肉或加工肉类？（1单位=100~150克）	少于1单位

减肥、抗老、免疫

你每天吃多少单位黄油、人造黄油或者奶油？ （1单位=12克）	少于1单位
你每周喝多少软饮料？	少于1瓶
你每周喝多少酒？	至少7小杯（约100毫升）
你每周吃多少单位豆类（菜豆、扁豆、鹰嘴豆）？ （1单位=150克）	至少3单位
你每周吃多少单位鱼类？ （1单位≈150克）	至少3单位
你每周吃多少块甜品？（蛋糕、饼干等）	少于3块
你每周吃多少单位坚果 （1单位=30克）	至少3单位
你是否更偏爱白肉（如鸡肉、火鸡肉等）而不是红肉（如汉堡包、香肠等）？	是
你每周吃几次索夫利特酱（sofrito）（一种由番茄、洋葱、大蒜和橄榄油做成的酱）？	至少2次

这份问卷用于在实验中评估某人在何种程度上执行理想的、经诸多实验证明为非常健康的"地中海饮食"。得分越高，说明你的饮食方式就越"地中海"。与总分小于等于7的人相比，得分在10左右的人患严重心血管疾病（脑卒中、心肌梗死）的风险要低50%以上。从饮食上看，对降低患病风险贡献最大的三个因素（按照先后顺序排名）分别为：蔬菜、坚果和葡萄酒。

以上的所有发现全都是纯观察性的，因此我们仍然不知道其中是否存在因果关系，即坚果和橄榄油是否真正产生了积极的影响。然而，目前有几个实验却以令人印象深刻的方式证实了上述发现。

例如，一个西班牙的研究小组在几年前针对地中海饮食开展了一项大型研究，受试者大约有 7500 人，其中一半的人要在进行研究的几年坚持高脂的地中海饮食，另外一半的人则作为对照组，在这几年中要吃脂肪含量较少的饮食。

所有的受试者当时都有日益增高的心血管疾病患病风险，问题在于他们是否能通过高脂或低脂的饮食来降低这种风险。你可能会摇着头，并满脸疑惑地说："这算什么问题？"如果一个人想保护他的心脏，那当然要坚持低脂饮食了！

为了确保地中海饮食组摄入足量符合要求的脂肪，研究人员将地中海饮食组的人员又分为两个小组，每周给其中一小组的人分配一升橄榄油，供他们随意使用。另一小组得到的则是免费提供的坚果（每天 30 克，包含核桃、榛子和杏仁），我们将这两个小组分别称为橄榄油小组和坚果小组。而低脂对照组的人则没有得到任何食物。

这一实验引起了巨大轰动。地中海饮食组的那些受试者过得非常好，相比之下，对照组成员的情况则不那么乐观，以至于伦理委员会在实验进展了几年后叫停了它，并建议提前终止实验。基于已有的研究结果，他们认为再不给对照组提供健康有益的高脂饮食就不太合理了。

特别是，相对于对照组的饮食，地中海饮食组的饮食能够大幅降低脑卒中的患病风险，橄榄油小组和坚果小组分别降低了 33% 和 46%。此外，随后的分析还表明，在如表 3.1 所示的问卷中得 8~9 分的人，其患心血管疾病（如脑卒中和心肌梗死）的风险比得 7 分及以下的人低 28%，对于得 10~14 分，也就是最高分的人，患病风险甚至降低了 53%。简单来说，就是：吃得越"地中海"，对心脏就越好。

西班牙的这项实验于 2013 年被刊登在知名医学杂志《新英格兰医学杂志》上，通过展示一系列早期的积极研究成果，该实验使得原本就已经拥有一定知名度的地中海饮食享誉全球（事实上，有一项法国的实验在几年前就取得了差不多的惊人效果，它当时也出于同样的原因被叫停了）。

而关于地中海饮食的积极影响也不断被验证。例如，新的研究表明，地中海饮食与老年人大脑退化情况的明显减少存在相关性。对一些人来说，地中海饮食甚至拥有惊人的抗抑郁效果。

不仅是地中海饮食，脂肪也因这些和其他一些积极的研究成果（后续还会提到）得以正名，迎来了它真正的回归。是的，我们可以说：低脂主义越来越"out"了，"高脂饮食"近年来似乎越来越盛行。可以理解啊！因为无论从哪方面来说，地中海饮食不仅健康，而且味道也很好，相信很多人都和我一样能够证明这一点。

橄榄油当然在其中做出了卓越的贡献，不仅是因为橄榄油本身就非常美味，而且它还能增强其他食物的味道。你试过在不加洗涤剂的情况下用海绵去清洗平底锅上的橄榄油和脂肪吗？而且只用温水。每个人都知道脂肪会粘在锅上，而且很顽固。所以它在你的嘴里也是这样，脂肪不仅有着令人舒适的黏稠感，而且还能在你的嘴里保持一定的味道，它们像粘在锅上一样附着在你的口腔内，因此可以持久地散发香气，不会立即消失。所以脂肪是一种天然的增味剂。真是妙不可言！

然而，以上的一切都不能够掩盖这样一个事实：高脂的地中海饮食（也有低脂的版本）只是条条健康饮食大路中的其中一条。在上述西班牙实验中，虽然地中海饮食组的饮食中的脂肪占比最后达到了相对较高的 41%，且科研人员一再叮嘱对照组受试者要少吃脂肪，但对照组饮食中的脂肪仍然达到了 37%。不过两组之间脑卒中的患病风险还是出现了巨大的差异，这再一次说明，比起脂肪含量本身，更重要的是整个饮食方式。具体来说，我不相信地中海饮食之所以健康只是因为它脂肪含量高，传统的冲绳饮食和提斯曼人的饮食亦然——高碳水绝非最重要的健康和长寿因子。从冲绳到玻利维亚的雨林，再到地中海一些地区，健康饮食的秘密可能更在于他们只吃纯天然食物，不吃工业化的垃圾食品。他们的食物基本上直接源于自然，而且，即使这些食物不完全来自植物，但植物性食物也占了大部分。

我们为什么强调"自己的饮食自己做主"

大多数饮食指南主张的都是某一阵营的某一种饮食，偏向于某种"方案"——从素食主义到低脂主义，从低脂主义到低碳水主义，还有旧石器饮食、阿特金斯饮食以及地中海饮食的某个版本……然后人们通过精心挑选的研究来"证明"自己的方案比别人的更具优越性。

一方面，这种缩小后的视角和单纯的一边倒饮食建议让生活变得更容易；另一方面，这种一边倒饮食建议促使我们只执行一种单一的方案，遵循单一的一种健康理念。如果你（一个是提斯曼狩猎者，一个是冲绳岛岛民或地中海附近山区的居民）这么吃，你的体重就会下降，并且直至年老都能少受疾病的困扰。但客观地说，这种饮食建议是不太合理的，因为明显存在多种可供参考的饮食方式能让我们健康地老去。

因此我们大可将顾虑抛到脑后，我们应该用更开放的眼光看问题，因为每个人都有一个专属于自己的身体。只盲目遵循某一种单一的饮食方式往往会导致失败。与其把某一种饮食强加给我们的身体，不如去倾听它、感受它，摒弃教条主义，尝试不同的饮食方式，观察身体对某种特定饮食方式的反应。这样我们才能在各种建议中找出属于"我"的最优解。每个人都有自己的身体，这一事实进而也说明，尽管各类饮食方案都有不同阵营甚至经常是"官方"机构的推荐，但对所有人都适合的某一种"理想饮食"是根本不可能存在的。

我们每个人都是与众不同的，这让事情乍一看变得有点复杂。但这意味着我们不需要遵循某一种特定的、适用于所有情况和所有人的饮食建议。同时这也意味着我们拥有了更多自行制定饮食方案的机会。不要让自己成为各种饮食方式的奴隶，不要臣服于某一种权威，而是要倾听自己身体的声音。要这样想，你的身体本身也是一种权威。

当我们执行某一种饮食方式时，会产生哪些典型的后果？我们尝试在一段时间内违背自己的身体去执行某种饮食方式，然后在某一时刻就遭遇了挫折，或者产生了厌倦情绪，进而放弃。这不奇怪！因为这种饮食方式是我们强行施加给身体的。在我看来，许多饮食方案最初取得的成果和不久后的失败都源于其僵化、单一的特性。最开始的时候之所以能取得成果，是因为我们当时充满动力，也是因为这种陌生的饮食方式与我们的习惯相悖。我们真的不太清楚应该做什么东西吃，菜品如不合胃口，我们就会出现不适或恶心想吐等情况。结果就是，我们吃得少了，自然而然也就瘦了。但是我们迟早会出于相同的原因放弃这种饮食。只有一种例外情况，就是某一种饮食方式恰巧是为我们的身体量身打造的。

我有一个关系很好的朋友，她每次（在我这里）吃了很多的坚果和橄榄油以后，晚上都会躺在床上辗转难眠，并且还会出现便秘的感觉。很明显，低脂饮食更适合她。将脂肪含量丰富的低碳水饮食强加给她，肯定不会有什么好结果。

正如我们所知，某种饮食方式取得成功的基本前提是我们可以长期执行。只有当我们觉得这种饮食方式不太需要刻意坚持时，我们才能长期执行。即使事情看似有点复杂，在某种程度上依然可以说我们是幸运的，因为通往健康饮食的黄金大道不只有一条，而是有许多条。这意味着，你可以自行制定一套适合自己身体的饮食方式，这种饮食方式更有可能让你长期执行。

我们在前面章节已经了解到，在蛋白质的摄入量上，我们能插手的并不多。但是涉及脂肪和碳水化合物，至少在二者的比例上，我们就有着很大的调整空间。原因很简单，对我们大多数人而言，脂肪和碳水化合物的比例并不太重要，重要的是我们应当摄入健康的脂肪和碳水化合物。那么哪些脂肪和碳水化合物是健康的，哪些又是我们应该避开的？这些后续章节会说明。让我们从碳水化合物开始吧，并且是最诱人也最害人的碳水化合物，碳水化合物中的"苏妲己"——糖。

第四章

碳水化合物 1：

糖是美丽的诱惑，还是致命的毒药？

"糖让我感到恐惧。"

——刘易斯·坎特利，美国知名癌症专家

甜入喉，病入体

我们当中的很多人，特别是每一个为人父母的人，都经历过一些让我们精神高度紧张的事情，然后从中认识到"糖"是一种十分特殊的物质。例如，我4岁的儿子简直就是个高度敏感的"糖分探测器"，他对糖分的敏感程度让我不禁联想到精确校准后的盖革计数器，可以监测到最轻微的放射性辐射残留物。不是开玩笑，仅需让他尝一下当下最热卖的有机番茄酱，就能知道这酱中含有多少克糖，并且答案惊人地准确（如果每100克番茄酱中的含糖量超过10克，那么我儿子这个"盖革计数器"就会高度兴奋，这种情况下，就算我这个绝望的老父亲耍各种花招，劝他换一款更健康的番茄酱，都无济于事。无论怎么劝都徒劳无功……）。

人们不禁要问：是什么让糖如此特别？"啧，躺甜！""像糖一样甜""糖尿病"……几个词，寥寥数语，便可形容这种奇妙物质的"两面性"。那么它到底有什么呢？下面，就让我们揭开它迷人又危

减肥、抗老、免疫

险的神秘面纱吧。

首先，我要解释一下"糖"这个概念。"糖"和"碳水化合物"通常被当作近义词使用，但这实际上是错误的。在本章中，我所说的"糖"是指我们能在超市买到的定量包装的闪着白色光亮的物质，烘焙或煮咖啡时可以加一些。因此这里的"糖"也可以被称为白砂糖或家用糖。在专业领域，人们叫它"蔗糖"。但我们通常就简称它为"糖"。

不过，白砂糖只是众多糖之中的一种。"糖"的整个大类在专业领域中被称为"糖类"，或者更通俗地称为"碳水化合物"。它们有不同的形态和大小，有"单糖"，比如葡萄糖和果糖，我们接下来会详细分析。我们可以把单糖比作一块块乐高积木，其中葡萄糖可以是一块绿色的乐高积木，果糖则是一块黄色的。单糖和其他成分很少的糖有时被称为"简单碳水化合物"。同时还有"多糖"，它由无数的单糖组成，也被称为"复杂碳水化合物"。其中最典型的例子是淀粉，它是由成千上万的葡萄糖分子聚合而成的，换句话说，它是由许许多多的绿色乐高积木块相互拼接而成的。

现在让我们把目光聚焦于白砂糖，在本章接下来的部分，我会用日常生活用语，把它简称为"糖"。这种糖不是由某种单一的糖分子构成的，而是一个葡萄糖分子和一个果糖分子连接而成的二糖。许多人在认识到这一点后都感到很诧异。这相当于一块绿色的乐高积木拼插在了一块黄色的乐高积木上。因此，每一个糖分子都包含两种物质。这也是糖有危害的很大一部分原因。

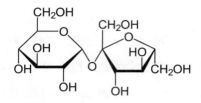

图 4.1　家用糖的分子结构

常见的家用糖是一种二糖，也就是说，它由两个单糖分子组成：一个是葡萄糖分子（左），另一个是果糖分子（右）。这两个分子非常相似，但又不一样，如图 4.1 所示，葡萄糖分子从形状上来看像一个六边形，而果糖分子则像一个五边形。两个分子通过中间的"O"紧密相连，这是一个氧原子。H 为氢原子，C 则是碳原子。在线条交汇的地方通常会有一个碳原子（为简便起见，图中省去了这些碳原子的标注）。在被称为"碳水化合物"的糖类中，家用糖只是万千种类的其中之一。通俗地讲，碳水化合物的特点是碳原子与水分子（H_2O）的比例为 1：1。在化学领域可以总结为：$C_x(H_2O)_x$。举个例子，当 x=6 时，我们得出葡萄糖和果糖的总分子式为 $C_6H_{12}O_6$。由此，碳水化合物正如它的名字一样，是"氢化（含水的）"碳原子。

葡萄糖、果糖这样叫实际上是错误的，因为水果中往往同时含有这两种糖。诚然，葡萄中含有葡萄糖，但与此同时也含有近乎等量的果糖（100 克葡萄中含有葡萄糖和果糖各 7 克）。反之，葡萄糖不仅存在于葡萄中，而且存在于所有水果和蔬菜中。也就是说，整个植物世界都有葡萄糖的身影。像面包、面条、大米和土豆这些和葡萄八竿子打不着的食物，基本构成物质却是葡萄糖。

好了，我最后再说一下，可能是因为"果糖"的名字听起来和健康的水果相关吧，于是当很多人得知正是糖类中的果糖会以某种特殊的方式伤害我们的身体时，他们感到极其震惊。我们都知道，毒药的剂量决定其毒性，放在这里也是一样的。

但这一点也有局限性，因为糖进入我们身体的速度也有着至关重要的影响。糖分子进入我们体内并被运输至肝脏的速度越快，损害就越大。在这方面，我们可以拿酒来类比，空腹一口气喝下半瓶香槟和一整晚就着五道菜喝下半瓶香槟对身体的影响肯定是不同的。

糖和酒的另一个相似之处是，糖也能减轻我们的压力，让我们觉得放松和舒适，而且它甚至还能让我们感到慰藉和兴奋，这也是我们在受挫或失恋时那么爱吃冰激凌和巧克力的原因。面对压力，有些人吃甜品相对多，有些人吃得相对少，但是值得注意的是，研究表明，无论是谁，只要遇到压力，都爱吃甜食！

吃甜食后，大脑沉浸在糖带来的快感中，肝脏却在默默承受着糖带来的损害。当我们为了解渴一口气干掉半升可乐或是果汁时，虽然喝的不是香槟酒，但对肝脏的损害却是差不多的。究其原因，一言以蔽之：都是果糖惹的祸。

令人发胖的果糖：对一个永不来临的冬天"严阵以待"

无论是可乐还是冰镇甜茶，无论是汽水还是果汁，让我们来看一下它们从口腔到体内其他组织的路径：由于它们是液体，不用咀嚼和消化，所以它们在短暂停留后就直接从胃进入小肠，在这里，糖的两个组成部分，也就是原先聚合的果糖和葡萄糖分子被分离出来，变成纯果糖和纯葡萄糖。只有一种例外情况，即果糖分子和葡萄糖分子在食物中就已经分离，例如在水果中或在玉米糖浆（也叫果葡糖浆，自2017年起可在欧盟境内无限制使用）中。

这样被分离出来之后，两种分子就足够小了，可以穿过肠壁，它们在门静脉中聚集，通过门静脉进入肝脏。两种糖分子在肝脏处"分道扬镳"——葡萄糖保持着一种相对稳定、常规的状态，而它的孪生兄弟果糖则不然。

如果肝脏需要能量，那么它就会用掉一部分葡萄糖；如果肝脏不需要了，它就会让葡萄糖离开，然后通过血液流向身体的其他部位，从而被身体各处需要能量的细胞所吸收，如肌肉细胞或者脑细胞。大脑相当欢迎葡萄糖，并从葡萄糖中摄取了大部分的能量。这个流程到此为止都是比较正常的。许多臭名昭著的"碳水炸弹"都不含或只含有少量果糖，例如面包、面条、大米和土豆等，它们含有的糖主要是以淀粉形式存在的葡萄糖，能够作为我们体内每一个细胞的能量来源。

但是，蔗糖、蜂蜜、软饮料、水果和果汁中的糖不只由葡萄糖构成，其中大约一半都是果糖，而我们的身体对果糖和葡萄糖的处理方式则大不相同。虽然果糖也经门静脉进入肝脏，但差别在肝脏处就显现了出来：不管肝脏需不需要能量，它都会像一块海绵一样吸收所有的果糖，并将其部分转化为细胞内的脂肪。因此，我们将它们放置在钢制容器内进行燃烧时，即使果糖和葡萄糖能够提供相同的温度——热量（这是人们理解"卡路里"概念的一个方法，1千卡是在1大气压下让1千克水提高1℃所需的热量），但是对肝脏来说，它们二者则是完全不同的两种存在。

至于我们的身体为什么会以这种特殊的方式处理果糖，就无人知晓了。这肯定与人类进化史有关，没准这种机制还救过人的命。分子生物学家刘易斯·坎特利为此做了一个推测，这个推测让我眼前一亮。坎特利是美国权威的癌症专家之一。他发现了一种蛋白质分子，该分子是胰岛素和 mTOR 信号通路的一部分。他也因此于 2013 年获得了"生命科学突破奖"，奖金 300 万美元（比诺贝尔奖的奖金还高很多）。该奖项由脸书创始人马克·扎克伯格和谷歌创始人之一谢尔盖·布林创立。坎特利说：

> 果实在生长的季节成熟，熟透，然后掉下来，一般来说，这意味着无论你在哪个地区，你在未来的几个月里都会没什么东西吃。为了生存，最好的方法是将你现在吃的东西转化为脂肪储存起来。……这也说明了为什么在 10 000 年前果糖对人类如此重要，因为果糖帮助我们挨过了每年的饥荒。但今天我们不再经历饥荒，所以果糖带给我们的就只是脂肪本身了。

动物往往会非常严格地调节自身的体重，既不愿意太胖，也不愿意太瘦，因为它们要为较长时间的饥荒做准备，甚至是为冬眠做准备：现在动物要尽可能多地囤积能量。这种珍贵的能量就来源于储存在身体里的脂肪。

有一种假设：如果某一只动物或一个人摄入了大量的果糖，那么这些果糖不只被转化成了脂肪，嗯，一涌而入的果糖更像是在为我们的身体敲响警钟，警告我们冬天快要到了。那么，警钟一旦敲响，我们的身体会做出什么反应呢？它按下了那道终极"节能"开关：从现在开始，无论我们吃什么，都会以脂肪的形式储存起来。在这种情况下，果糖按下了我们体内的"脂肪开关"，让古老的能量储存程序又"恢复运转"。当我们每天都喝可乐或果汁时，就会出现这种情况。

在这个基础上，我们可以很好地进一步推测。果糖如此美味，以至于我们会对它成瘾，这一点可能是进化过程中的重要一环。正因为果子迟早会被吃光，所以我们对果糖的这种"瘾"迟早也会自动消失。而当冬天来临的时候，虽然我们必须在严寒中面对糖的缺失，但我们早已贴了一层秋膘（即皮下脂肪）。当然，这完全是猜想而已。

如果这些猜想真实可靠，那么我们可以说，人体的这种冬眠机制早在石器时代就已经在帮助人类生存了。秋天，我们对各种水果的狂热触发了这一机制的开关。当今世界，糖无处不在，我们必须努力克制自己对糖的欲望。在这种情况下，这个冬眠机制就变了，它不再为我们助力，反而开始拖我们的后腿：由于食品工业往往会用糖来调味，导致我们的身体仍像从前一样，觉得西伯利亚的冰河时代来了。整整一年的时间，我们的身体都在为一个根本不会出现的冬天而储存能量。

当我和坎特利深谈这个问题时，他说，食品工业正有针对性地利用我们在进化过程中形成的"糖瘾"。"最要命的是，所有食品几乎都被食品加工商加了糖，因为糖是最便宜的调味料之一。他们利用我们的'糖瘾'来达到盈利目的。"坎特利说。

人体对糖的特殊代谢方式为我们提供了另一个视角，也就是如何抑制"糖瘾"。由于糖中的半壁江山——果糖基本只由肝脏来处理，就导致了一个严重后果：虽然可乐或者其他甜品都是热量相当高的食物，但有一半的热量并未到达人体的指挥中心，也就是大脑，而是被肝脏拦截并转换化成了脂肪。难怪大脑总发出这样的信号：没事，你可以再喝一杯或者再吃一点，因为我这里还缺果糖！因此，为了满足大脑的需求，我们需要摄取的糖是普通淀粉或者说纯葡萄糖的两倍。

无论一瓶软饮料、一杯果汁抑或是一包橡皮糖的热量有多高，这些食物都不会让我们填饱肚子，很多人对此心知肚明。正如美国科普作家、糖类反对者盖里·陶比斯所总结的那样，到某个时刻你会放下手中的饮料或者零食，但这更多的是因为你有了愧疚感或是身体出现了不适，并不是因为你吃饱了。

所有正儿八经的饮食方案中，没有任何一种方案能对糖无限制地包容，反之，不管是低脂饮食、低碳水饮食、旧石器饮食还是阿特金斯饮食，糖总是第一个被淘汰的。所有健康食谱都或多或少地限制含糖量，那些"反糖"的实验结果也都相当有说服力。我的基本原则就是：吃糖越少越好。

退一步讲，就算上面所说的脂肪转化假设是错的，也至少有一点毋庸置疑，即糖没有给我们的身体带来任何营养物质，只带来了热量。我们通常将此称为"空热量"，但这个概念值得我们注意——"空热量"的意思是糖在某种程度上是纯热量，它产生的负面影响仅仅是它"占肚子"，挤占了一定的食物和热量空间。

但是从糖在代谢上所产生的负面影响来看，"空热量"这一概念在我看来明显避重就轻，未能正确解释糖给人体带来的真实负面影响。我们不妨用酒作为对比：酒产生的热量也很高，也会"占肚子"，挤占其他营养价值高的食物，这对酗酒之人来说很稀松平常。但是没有哪个从啤酒节回来的人会想到用"空热量"这个词来描述酒，因为大量饮酒本身就危害很大，它是否挤占别的健康食物已经不那么重要了。我想说的是，糖所产生的热量并不是中性的，它有害不完全是因为挤占了别的营养物质，而是它本身就有害。因此，低脂饮食、旧石器饮食、传统冲绳饮食等饮食方式之所以优于我们平常的饮食，可能是因为它们的含糖量都很少。

那么这对我们的日常生活来说意味着什么呢？归根结底一个字：量。我是这么认为的，偶尔吃一块蛋糕，在炎炎夏日吃个香草冰激凌或者餐后吃一块甜甜的点心，问题都不大，特别是我太太偶尔给我烤的焦糖布丁，那是真的难以抗拒。此外，在咖啡或者茶中加入一茶匙（1茶匙约为4克）糖也不会让我们长胖多少，相比之下，一瓶500毫升的可乐就含有14茶匙的糖。另外，你可能不相信，现在我家里摆着的看起来非常健康的鲜苹果汁（苹果汁谁不敢买呢？）和可乐含有一样多的糖！在日常生活中，我们首先应当留意那些含糖饮料。我们日常饮食中最大的"糖分供应者"就是各种软饮料，比如可乐、芬达和Spezi（一种德国的混合饮料），以及现在热销的"功能饮料"，甚至100%纯果汁也赫然在列。它们全都含有过量的糖。而且它们是液体，会以更快的速度使糖到达我们的血液中，这和打点滴没什么两样。

我个人拒绝所有这种"糖分注射"。我偶尔也会喝一杯鲜榨橙汁，一杯石榴汁或者甜菜根汁。我经常吃蜂蜜（蜂蜜也是一种果糖和葡萄糖的混合物），但是每次的量很少，基本上只往拌沙拉的酱汁中加一点。一些广受称赞的替代品，如素食者所喜爱的龙舌兰糖浆，也并没有好到哪去，龙舌兰糖浆几乎完全由果糖构成，这也是它馞甜的原因，因为果糖比葡萄糖要甜多了。

为了给生活"加点糖"，我们还会摄入人工甜味剂，如阿斯巴甜、糖精和三氯蔗糖。应当如何评价这些甜味剂？它们是糖的优质替代品吗？首先，社会广泛认为这些人工甜味剂是安全的，其中一个理由是这些人工合成的物质并不会被我们的身体代谢。这句话大体上也对，但是人们都忽略了一点："我们"不完全由"我们"所构成。

在我们的肠道中（最常见的是在大肠中），数十亿的细菌正悄悄地繁殖着。人们将这种微生物群称为"微生物组"。微生物组在一个人体重中约占1~2千克，它们也和我们一样会饥饿，甚至是饥饿难耐。但这些可怜的细菌只能甘居我们之下，吃的都是我们（小肠）丢给它们的未能消化的残羹。而这残羹很有可能非常健康，比如全麦面包中的纤维素。

但也可能有一些不太健康的东西，根据目前的初步研究，人工甜味剂就榜上有名。以色列魏茨曼科学研究所的一个研究团队发现，摄入甜味剂后几天，它们就会严重干扰肠道内的菌群平衡。不健康的菌群会扩散，健康的菌群则会减少，例如罗伊氏乳杆菌。如果肠道中的菌群平衡被破坏，不只我们的大肠，甚至整个身体都会受到不良影响。首先产生的后果就是不能再正常处理血液中的葡萄糖，而这也是患糖尿病的第一步。此外，还有一些证据表明人工甜味剂会导致发胖。如果为了避免发胖和糖尿病而用人工甜味剂来代替糖，结果可能会适得其反，多么可笑啊！这个以色列的研究团队在科学杂志《自然》中这样总结道：

> 人工甜味剂投入使用，目的在于无须戒糖即可降低总热量并使血糖水平维持在正常范围之内。……但是人工甜味剂消耗量与快速增长的肥胖和糖尿病患者数量却是正相关的。我们的研究结果表明，虽然使用人工甜味剂的初衷是对抗这些疾病，

但它们很可能直接加速了这些疾病的产生。

总结一下，甜味剂并不值得推荐！这时你可能会问：既然如此，有必要严格戒糖、戒甜味剂吗？我的回答是，一方面没必要，另一方面你也做不到。即使我们在放糖这件事上非常谨慎，甚至完全杜绝，我们也会不可避免地摄入糖，因为，正如坎特利所说，糖早就无所不在了，面包中、酸奶中、香肠中、火腿中……还有番茄酱、玉米片和麦片中等（其中也有一部分用的是甜味剂，尤其是在轻食中）。在我看来，就算某种很健康的食物中含有几克糖，也瑕不掩瑜，不应该摒弃。比如罐装的红色卷心菜，虽然里面含有一点糖，但是与其多数替代品相比依然是个不二选择。但是我们还是应该对食品工业中很多食物的含糖量心中有数。

毕竟，如果你在煮咖啡或者烤柠檬蛋糕时放了两块糖，你至少清楚地知道自己在吃糖，也知道自己吃了多少糖。这样，如果你愿意，你就可以有意识地少放糖。但加工食品则不然，它们以非常隐蔽的方式将糖送入我们体内，而且是伴随着你的每一餐饭。我不是反对餐后吃甜点，但是如果每一道菜都成了"甜点"，那有些事情就会失去控制，所以这也是最好自己做饭的原因。自己做饭就可以使用天然新鲜的食材，而非加工食品。

顺便提一句，对于咖啡和茶，我找到了一种糖的替代品，不仅更健康，而且我个人觉得味道也更好。我在喝咖啡时常常会配几块黑巧克力，其含糖量相对较低——我吃的黑巧克力纯度为90%，一大块为100克，其中只含有7克的糖，仅相当于两茶匙糖。等量的牛奶巧克力含糖约50克，含糖量是黑巧克力的七倍多。重要的是，黑巧克力中含有黄酮类化合物，这是一种具有生物活性的植物化合物，能够改善血管功能、降血压、提高胰岛素敏感度。除了坚果，黑巧克力是我最喜欢的零食了！

在喝茶时，我喜欢搭配一些水果（小建议：一杯日本内山煎茶①配上一个苹果，味道非常好）。水果？水果中不是含有果糖吗？是的，但量是有限的。谁会一口气吃掉五六个苹果或者两千克葡萄？反正我不认识（可能石器时代极度饥饿的人会在秋天这样干吧）。一天吃三四个水果的人不用担心摄入糖分过多。我个人最喜欢浆果，包括蓝莓、覆盆子、草莓和黑莓，含糖量较少，营养物质充足，能抑制小肠对糖的吸收。总而言之，吃完整的水果是不会有什么问题的。

此外，在水果中，糖以完整的结构与纤维素结合在一起。只是糖分子会逐渐从水果中分离出来，进入血液中，这个过程不是一口气完成的，肝脏不会一次性被糖所淹没。如果榨汁的话，很大一部分纤维素和其他很多有益的物质都剩下了，果汁中主要是水和糖。自制果汁会好一点。但是这种简单粗暴的操作破坏了水果的结构，果汁会快速进入消化流程，没有什么东西能挡得住它，最终将浓缩的糖分送入我们的大脑。即使营养物质还在，一个完整的水果也比一堆营养物质的集合更多。以前我喝过不计其数的果汁和奶昔，相信喝果汁至少对我的健康有益，实际上并非如此。现在我不怎么喝果汁了，而是吃水果。

---

① 一种非常好的日本绿茶，内含丰富的表没食子儿茶素没食子酸酯，这种植物成分有益健康。

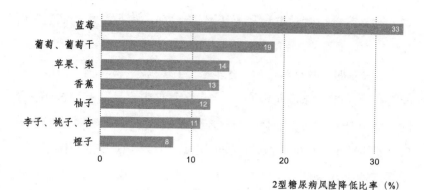

图 4.2　不同水果对降低 2 型糖尿病患病风险的比率

　　吃水果的人，其 2 型糖尿病患病风险可能会更低，但喝果汁的人却面临更高的患病风险。图 4.2 是每周用三杯果汁代替等量水果的结果。如果将果汁换成水果，比如蓝莓，则 2 型糖尿病的患病风险会降低 30% 以上。图 4.2 是基于 150 000 余名女性和 36 000 余名男性的营养数据得出的结果。

从脂肪肝到细胞老化

　　糖不仅会让你变胖，而且积攒到一定量以后还有可能致病。当然，葡萄糖和果糖这对孪生兄弟不是总能分得很清楚。前已述及，对于果糖，肝脏会把它转化成脂肪。顺便说一下，你吃果糖越频繁，肝脏消化果糖就越"熟练"，因为它越来越适应这种状态了。也就是说，随着一些特定基因被"激活"，肝脏会愈加驾轻就熟地将果糖转化为脂肪。

　　　　　　　　　　减肥、抗老、免疫

但肝脏和我们体内的其他器官一样，它不是专门为储存脂肪而存在的。储存脂肪是脂肪组织的任务，而且主要是皮下脂肪组织的任务。一旦脂肪在人体内原本不属于它的地方过度堆积，就会成为异位脂肪，顾名思义，异位脂肪就是待错了地方的脂肪。囤积在器官周围的内脏脂肪就是异位脂肪的一种，从广义上讲，它是异位脂肪；从狭义上讲，就是指肝脏、胰腺、肌肉等细胞中的脂肪过多了。异位脂肪是有害的，因为细胞中过多的脂肪会影响细胞功能正常运转。

我后续会不断提到"胰岛素抵抗"，因为它实在太常见、太高发了。胰岛素抵抗是后果最严重的功能紊乱表现之一。如果脂肪大量沉积在肝脏细胞中，细胞对胰岛素的敏感度就会降低，细胞内的胰岛素信号通路受阻，胰腺必须释放更多胰岛素来补偿这种敏感度，这就意味着血液中更高的胰岛素水平。前已述及，胰岛素是一种促进脂肪储存的激素，因此患上胰岛素抵抗以后，就可能迅速发胖（尤其是在脂肪细胞的胰岛素敏感度还没有受到影响的时候）。此外，可能还面临着糖尿病的威胁。

坎特利等癌症专家相信，摄入过多糖不仅会导致胰岛素抵抗，而且会使患癌风险增加，因为胰岛素其实也是一种刺激生长的激素（与 mTOR 类似，也与 mTOR 直接相关，胰岛素通过坎特利所发现的那个蛋白质分子刺激 mTOR）。令人失望的是，胰岛素不仅促进正常健康的细胞生长繁殖，而且大多数癌细胞也有胰岛素受体，也能在胰岛素的作用下生长繁殖。胰岛素不仅让肿瘤细胞吸收葡萄糖，它还让肿瘤细胞吸收氨基酸，并制造蛋白质和脂肪。上述几个物质全都是肿瘤生长所需要的。顺带一提，癌症专家坎特利就是因为这个原因戒糖的，即使能吃他也不吃。

我总结一下要点，经常过量摄入果糖会导致脂肪在肝脏沉积。细胞中的脂肪使肝脏对胰岛素的敏感度减弱，进而导致更多的胰岛素分泌，这反过来又导致很多疾病——从肥胖到癌症。

正如上文所讲，肝脏不是负责囤积脂肪的，它负责以葡萄糖和脂肪酸的形式向身体供能。肝脏希望将多余的脂肪分配给人体其他部位，这些部位原则上也可以很好地利用能量。

肝脏有条不紊地工作着，它将脂肪"打包"放在专门负责运输的运输分子上。你可以把这些运输分子想象成小的"浮标"，这些浮标上承载着货物（也就是脂肪），漂入血液之中。浮标上除脂肪之外还载有与脂肪相似的物质——胆固醇，胆固醇是人体细胞膜的重要组成部分，因此我们的细胞也需要它。

肝脏为什么要不遗余力地大肆建造浮标？因为如果我们的血液变成了鸡汤，那可就不好了。众所周知，脂肪和水并不能融洽相处，它们不相融。我们可将血液类比为水，血液中的脂肪分子会结块，正如鸡汤上面漂浮着油花一样。为了避免出现这种情况，脂肪分子就被肝脏打包放在小浮标上。只要这些负责运输的浮标上面装满脂肪分子（包括胆固醇），它们就会被肝脏送到血液中。这些小浮标开始了漫长的人体旅途，它们敲开各种器官和细胞的门，询问它们是否还需要一些脂肪。

通常情况下，肌肉细胞会说："啊，能量！太好了，给我吧！"随即拿走一些脂肪。但是，如果我们有脂肪过剩的情况，肌肉细胞就会拿走过量的脂肪，这个量超过它的需求，结果就是：脂肪沉积在肌肉细胞中，这也会导致我们的肌肉细胞对胰岛素的敏感度降低，糖尿病的脚步就会越来越近。

由肝脏生成并输送至血液中的运输浮标叫作 VLDL 颗粒

减肥、抗老、免疫

（VLDL，极低密度脂蛋白，是一种载有各种极低密度脂肪的蛋白质结构）。一个VLDL颗粒像一辆货车一样将脂肪分子和胆固醇运送到人体的各个器官和细胞。由于VLDL颗粒在旅途中会不断卸掉脂肪，它就会逐渐变小，最终变成"LDL"（低密度脂蛋白）。因此，LDL是VLDL的剩余部分。

但是肝脏也制造了专门将多余的胆固醇从细胞运回肝脏的运输工具。这种运输分子被称为HDL（高密度脂蛋白）。通常来说，低密度脂蛋白高了不好，而高密度脂蛋白高却是好事。高糖食物会使我们的低密度脂蛋白升高并使高密度脂蛋白胆固醇降低。如果许多含有胆固醇的低密度脂蛋白颗粒聚集在我们的血管壁上，就会引起炎症，甚至可能导致动脉阻塞。一句话概括，不只脂肪能导致动脉阻塞，糖也能。

尤为严重的是，如果肝脏在短时间内被大量果糖所"淹没"（从广义上讲这种情况适用于所有快碳水化合物），或许你可以想到结果，那就是肝脏会形成过多的脂肪颗粒，这种脂肪颗粒通常叫"甘油三酯"。为了从大量脂肪中抽身，肝脏会将尽可能多的脂肪颗粒（甘油三酯）打包送上VLDL这一运输工具。在此过程中，字面意思上极"胖"的VLDL浮标由此产生。而这也是决定性的一点。

同所有的VLDL一样，极"胖"的VLDL运载浮标也会在人体旅途中不断给我们的细胞卸下甘油三酯，然后变得越来越小，就和减肥似的。虽然它们一开始很"胖"，但就算是再大的VLDL颗粒也会在"减肥"的过程中变成很小的LDL颗粒，这些变小后的颗粒（小而密低密度脂蛋白，sdLDL）会像细沙一样渗入我们的血管壁，正是它们越来越被证实是非常有害的。近年来，人们不断证明它们会最大限度提高心肌梗死的患病风险，比其他大的LDL颗粒要有害得多。这么一说，糖不仅是动脉阻塞的决定性致病因子，而且会增加心肌梗死的风险。

大量吃糖会严重增加梗阻导致的死亡风险，这一点确实令人闻风丧胆。哈佛大学参与的一项研究发现，如果一个人饮食总热量的10%~25%来源于食物中的糖（主要包括软饮料、甜点、甜果汁和糖果等），那么他因心血管疾病而死亡的风险会增加30%。如果总热量的25%以上都来自糖，那么他的死亡风险则可能是原来的三倍！

在这些研究中，含糖饮料一次又一次地爆出"负面新闻"。毫不夸张地说，可乐、芬达、雪碧这样的饮料在"最不健康的碳水排行榜"中遥遥领先，稳坐第一名位置，甚至在"最不健康的食物排行榜"上也占据一席之地。针对100%纯果汁的研究结果好坏参半，且比较有争议，可能是因为水果中还含有一些有机物质，能够抵消糖的一些负面影响吧。

含糖饮料还可能会加速衰老过程。根据诺贝尔生理学或医学奖得主伊丽莎白·布莱克本参与的一项研究，一个人喝的软饮料越多，他的端粒就越短。

如果你听说过"端粒"这个词，你就肯定知道端粒缩短不是什么好事。我们的遗传信息存于细胞中一个叫染色体的物质中。就像鞋带末端有绳花（一个塑料或金属的小套子）保护一样，染色体末端也有端粒保护。细胞每分裂一次，端粒就变短一些。简而言之，端粒越短，细胞老化就越严重。如果有一天端粒被"用尽"了，那细胞也就凋亡了。

布莱克本和她的同事发现，如果一个人每天都喝一杯约235毫升的可乐、芬达或类似的饮料，那么以端粒来衡量，他的细胞就会老化1.9年。如果喝590毫升（半升多），那么他正常的细胞老化就

减肥、抗老、免疫

会被往前推进 4.6 年——这是以端粒缩短的形式加速老化，负面影响如同吸烟！

实验：每天喝 1 升可乐会对我们的身体产生什么影响

我在这里提到的很多代谢过程都是人们在过去几十年间从动物身上研究出来的。但大量吃糖所带来的许多负面影响都是基于观察性研究发现的，这些研究疑点重重：喝可乐的人很有可能不爱健身，而有健康意识的人很可能会拒绝含糖饮料。我们怎么样能确定是糖加速了衰老和死亡，而不是其他不健康的生活方式？又回到了那个老生常谈的问题：是因果关系还是相关关系？

另外，糖会导致热量超标，进而导致肥胖，肥胖又会引发一系列问题。可口可乐等软饮料生产商很喜欢这种论点，因为这种论点说明并不是它们（生产商）生产出了那些像香烟一样有害的东西，而是因为我们管不住嘴、迈不开腿！换句话说，我们又懒又馋。

这么一说，即便做人体实验可能会对身体造成损害，也只剩这一个办法可以帮我们弄清楚事情的真相了。只有在实验的帮助之下，我们才能确定现有的代谢模式是否正确，才能确定糖是否真的导致了那些健康问题。直到最近几年，几个斥巨资开展的实验才大概证实了这个令我们担心焦虑的情况。下文中，我将列举两个我认为重要、可靠且充分的实验。

在第一个实验中，丹麦的科研人员将 50 名 20~50 岁的肥胖受试者随机分为 4 组。在接下来的半年里，他们可以像往常一样饮食，但需要做出一个小调整：第 1 组的受试者需要每天喝 1 升可乐，第 2 组的受试者需要每天喝 1 升低脂牛奶（脂肪含量 1.5%），第 3 组的受试者每天喝 1 升热量更低的健怡可乐，第 4 组的受试者每天喝水。

将健怡可乐和水放在一起对比肯定是不合理的，因为它们都没有热量。更令人期待的是第 1 组和第 2 组的对比，也就是可乐和低脂牛奶，因为可乐和牛奶的热量基本一致（实验中使用的可乐热量为 440 千卡 / 升，牛奶甚至更高，达到了 460 千卡 / 升。

半年过去后，不同组别的受试者真的出现了明显的差异。正如前述代谢模型所呈现的那样，喝可乐的受试者血液中的甘油三酯水平提高了 32%，胆固醇总量也上升了 11%，而其他三组受试者的这些指标都没有发生什么变化。至于肝脏呈现出来的差异就更大了：与喝牛奶的受试者相比，喝可乐的受试者肝脏内的脂肪沉积增加了 143%。虽然每组的脂肪增量都差不多，但是每天喝可乐导致他们专"长肚子"了，增加的都是腹部脂肪。为了将脂肪打发出去，VLDL 运载浮标在人体内"沿街叫卖"它们所承载的甘油三酯，而且似乎尤其喜欢把脂肪卸载到不属于它的地方，脂肪在这些地方会招致祸患。

收集的实验结果概括起来主要说明了以下几点：

- 经常吃含糖量高的食物会导致肝脏脂肪增多，这样肝脏对胰岛素的敏感度就会降低。
- 肝脏试图摆脱多余的脂肪，并通过载满甘油三酯的运输颗粒 VLDL 将已形成的脂肪分子运输到身体各处，主要是肌肉。而肌肉中的脂肪也会变得越来越多，并随之产生胰岛素抵抗。
- 为了应对胰岛素抵抗，胰腺会分泌更多的胰岛素。这些胰岛素就在血液中循环。从肥胖到癌症，各种老年病的患病风险随之增加。

- 肝脏的多余脂肪沉积在腹部。腹部脂肪会导致炎症，并在炎症物质的作用下促使胰岛素抵抗和一系列老年疾病的产生。
- 较大的 VLDL 颗粒会在其旅途中转变成较小的 LDL 颗粒，它们会附着在我们的血管壁上，并阻塞血管，心血管疾病风险再次增加。

因此，我们讨论的实际上是一连串的疾病，以脂肪肝为核心，还包含胰岛素抵抗、糖尿病、肥胖和明显升高的心血管疾病等。

其他实验证明了导致代谢紊乱的主要是糖中的果糖部分。其中一个实验让两组受试者在 10 个星期的时间里每天喝三杯糖，一组喝的是大量葡萄糖，另一组喝的则是大量果糖。10 个星期过去后，虽然两组成员的体重均有所上升，但呈现出了巨大差异。喝葡萄糖的那一组，过剩的热量直接以皮下脂肪的形式被储存了起来，也就是说，他们的脂肪储存在了合理的地方。而喝果糖的那一组，过剩的热量大部分变成了腹部脂肪。此外，果糖还加剧了肝脏脂肪的形成，导致胰岛素抵抗。而且喝果糖的时间持续得越久，可怕的小而低密度脂蛋白就越多。

"甜蜜"的结论

我们能从本章内容得出什么结论？可能是下面这个需要我们深思熟虑的问题：经证明，揪着某种营养物质（如脂肪）不放，对其进行全盘否定，不对。长期以来，一种流行的说法是：如果你摒弃脂肪，特别是饱和脂肪酸，那么一切就都会变好。可事实上呢？我们做了什么？我们听从了这一建议，越来越依赖那些加了大量糖的零脂肪产品。回过头来看，这个善意的建议是否有些目光短浅了呢？"脂肪恐惧症"的一个消极影响便是让我们"高看"了糖和其他的一些加工碳水化合物。当然，我们不希望如此，但最终还是无法避免地吃了一些。所以不要陷入"妖魔化"的陷阱。

在我看来，"不要吃太多糖"这一建议可以这样理解。首先，我们并不是在批判某一大类营养物质，而是一种具体的物质。糖或果糖本身并不"邪恶"，问题就在于我们今天所面对的糖是前所未见的，不但"非天然"而且数量庞大。从长远来看，这不利于身体健康，最后特别要提及的是，我们摄入糖分的速度快得吓人（可乐、果汁等饮料），正是这在严重损害着我们的身体。

所以我的建议是：不喝软饮料，少吃甜品，少喝果汁，这样你就已经一只脚踏上了健康饮食的康庄大道。除此之外，如果你能稍加注意，让你的早餐中没有甜品的影子，让你的正餐不再"披着甜食的皮"，那么你就可以更加尽情地享受那份甜甜的餐后甜点啦。

减肥、抗老、免疫

第五章

碳水化合物 2：

为什么他们的身体只适合

低碳水饮食？

山重水复疑无路，柳暗花明又一村

斯登·斯徒雷·斯卡尔德曼年轻的时候是个胖子，而且越变越胖。为了减肥，他遵循官方推荐的饮食方案，戒掉了黄油，吃了很多面包、意大利面和波伦塔（Polenta，一种意大利玉米粥）。结果他不仅没变瘦反而长胖了。40 岁那年，他的体重突破了 100 千克。在绝望中，他尝试过极端的饥饿减肥法，短期内确实瘦下来了，最后却又反弹至 125 千克。

斯卡尔德曼开始查阅饮食方面的书籍。其中一本书上说："如果你不吃脂肪，你就不会变胖。"斯卡尔德曼遵循了这一建议，然后他还是胖了。这个身高 1.75 米的瑞典人，体重一度飙升到 150 千克。他的关节疼痛难忍，有时需要别人施以援手才能穿上衣服，心脏也受到了威胁：超负荷运转的心脏几乎不再能为这具魁梧的身体供血。从家门口走到邮筒对他来说都成问题，每走两米他就需要歇一会儿喘喘气。

一次，斯卡尔德曼去看医生，医生说，斯卡尔德曼打破了这家医院的最高血压纪录。[①] 他被心脏病专科医生诊断为心力衰竭。此

---

① 收缩压已经超过 200 毫米汞柱。

减肥、抗老、免疫

外，医生发现他的空腹胰岛素水平高到了一个可怕的水平，这是本章中很重要的一点。换句话说，斯卡尔德曼的身体细胞太"胖"了，以至于其胰岛素敏感度极低，这就导致了他的胰腺必须分泌更多的胰岛素。"生活就是地狱"，斯卡尔德曼用这句话简短犀利地概括他当时的窘况。

终于有一天，他的减肥计划再一次以失败告终，输掉这场"赌局"后，他再也不减肥了。那是 1999 年的秋天，当时的他还不到 60 岁，是四个孩子的父亲。尽管如此，他还是放弃了努力，并且决定不再遵循所有饮食建议。他想放任自己吃他爱吃的东西，也接受了可能很早就把自己"吃进坟墓"这一事实。

于是，斯卡尔德曼在一夜之间将他的食谱改了个底朝天。去他的规则和限制吧！现在他的早餐是煎培根和鸡蛋，午餐是他最爱吃的肉，到了晚上为了变花样，他甚至吃了更多的肉。羊排、去骨肉……他用大量的黄油和奶油烹制。一方面，这种生活真的很滋润，舒适的饱腹感终于取代了曾经长期困扰他的饥饿感；另一方面，斯卡尔德曼自己也清楚，这种"神仙日子"也过不了多少年了。

但是，奇迹发生了！当斯卡尔德曼几周之后再站上体重秤时，竟然没有听到几十年以来习以为常的"砰"一声——体重秤上的指针奇迹般地"刹住车"了。一年后，斯卡尔德曼瘦了下来，他觉得自己精力充沛，像一只年轻的羚羊一样健壮。

胰岛素抵抗：美食诱惑下的代谢紊乱

多数营养学专家和医生都认为斯卡尔德曼的变化充其量只是茶余饭后谈论的一个趣闻。它可能挺有趣的，甚至还有点感人，却不能证明什么。是的，应该说这一案例容易误导人，因为这种大鱼大肉的阿特金斯饮食法肯定不是最健康的饮食法。我为什么要讲斯卡尔德曼的故事呢？难道是因为我忘记前面章节中我写的关于阿特金斯和动物蛋白的内容了吗？

当然不是，答案是，我讲他的故事，并不是因为我觉得他的饮食转变完全健康，或者值得推荐。相反，根据现有知识，我们一定会认为他的饮食转变是不健康的。对我来说，甚至对我们所有人来说，他"躺平"之后的饮食都不能作为参考。我想说的是，斯卡尔德曼的故事是一个极端案例。但有时候一个极端案例往往能以引人注目的某种特殊方式揭示某种基本现象的核心，从而告诉我们一般情况下的一些重要信息。所以我才提及斯卡尔德曼的经历，因为他的经历教给我们一些关键性的东西。那么究竟是什么呢？

若不是近年来有越来越多的发现和研究成果从原理上佐证了斯卡尔德曼的经历，我或许也不会把他的变化当成什么事。最新的研究表明，斯卡尔德曼的经历绝不仅仅是茶余饭后的谈资。这还要从下面的这项观察谈起。这项观察很普通，甚至让人觉得理所当然，但是它对现实生活来说意义重大。如果你尝试不同的饮食方式（阿特金斯的、那几个地区的、低脂的……），你就会发现，遵循某一种饮食方式所取得的改善成果实际上是高度个体化的问题。不管你尝试哪一种饮食方式，总有一些参与者会减肥成功。他们一年之内狂

减肥、抗老、免疫

甩 10 千克、20 千克甚至 30 千克，像斯卡尔德曼这种个例甚至还会减得更多。他们的身体非常适应这种饮食方式，就好像这种饮食方式是为他们量身定制的一样。对其他人来说，这种饮食方式却根本不起作用，甚至会让情况变得更糟糕，例如有些人采用这种饮食方式反而变胖了！

斯坦福大学的几项研究多年来也围绕这一问题展开。在最初的一项测试中，科研人员将 300 名超重的女性受试者随机分成四组，分别提供不同的饮食，从阿特金斯饮食到低脂饮食。一年后得出的结论是：虽然从平均值来看，阿特金斯饮食是最有效果的，但是该组受试者中仍然有一些女性丝毫没瘦，甚至还有几位比之前更胖了。低脂饮食那一组也出现同样的情况。是的，无论采用哪种饮食方式，这种现象都出现了。

你觉得这还不够惊人？更有意思的还在后头。科研人员分别在实验开始和结束时测量了所有女性受试者的血常规指标，并将血常规指标与体重变化进行对比。令人大为震惊的结果出现了：对于胰岛素敏感度更高的女性，低脂饮食比低碳水饮食的效果更好，其他研究团队也发现了这一结果。而对于那些有胰岛素抵抗的女性来说，结果截然相反：她们的身体好像和低脂饮食对着干似的。被分到低脂饮食那一组的这类女性，基本没有减轻体重，所以低碳水饮食对她们更有效。这种相关性已在不同大学的多项实验中得到反复验证（而且比前一组的结果更加清晰，相关性更强）。总而言之，如果你的身体对胰岛素比较敏感，你就能轻松完美地消化碳水化合物，就算摄入较多的碳水化合物也没事；如果你的身体出现了胰岛素抵抗，碳水化合物就是个问题了。说白了，胰岛素抵抗是碳水化合物不耐受的一种表现形式。

如果我们对这些实验结果进行深入研究就会发现，那些患有胰岛素抵抗还要吃低脂高碳食物的受试者根本无法坚持这种饮食方式。她们压根儿就不配合！就好像给她们提供这种饮食是在完全违背她们意愿的情况下逼着她们吃一样。她们拒绝的原因是什么呢？她们是怎么想的？我们"受不了"某种饮食的基本原因是什么？当然有多种多样的原因，但是决定性因素是"饥饿"。一些人之所以特别不满意低脂饮食，可能是因为这种饮食会让她们很容易饿。

深入研究这一问题之前，让我们先简单地确认以下结论：对患有胰岛素抵抗的人而言，低脂饮食注定会失败。低脂就意味着坚持这种饮食的人主要摄入碳水化合物。正如我们所知，几十年以来，各种"官方"推荐的饮食方案都建议我们远离脂肪，正常吃面包、土豆、面条、玉米糊等碳水化合物。但又有多少患有胰岛素抵抗的人，像斯卡尔德曼这样，踌躇满志地遵循着这些饮食建议，最后却失败得彻彻底底。由于某些原因，这些人选择的饮食方式对他们的身体完全无益，具体原因我们稍后会讲到。只有当他们像斯卡尔德曼一样，不再循规蹈矩，敢于挣脱枷锁，敢于尝试那个备受批判的低碳水饮食，才会取得效果，脂肪蓄积的情况才会一点一点减轻。

屋漏偏逢连夜雨。胰岛素抵抗往往就找那些肥胖人士，原因如下：如果一个人长期暴饮暴食，那么早晚有一天，他的脂肪组织就不再能囤积多余的脂肪了（每个人能囤积多少脂肪存在着很大的个体差异）。如果我们家里的储存空间满了，但还是疯狂地网购，把那些无法抗拒的好物都买了回来，那就必须占用家里的其他地方了，整个房子迟早会被塞得无法下脚。人体也是一样，当正常的脂肪（皮下脂肪）储存达到极限时，超额的热量就会变成脂肪囤积在那些本不属于它的地方。长此以往，越来越多的脂肪就会囤积在我们的

减肥、抗老、免疫

腹部和内脏细胞中，比如肝脏和肌肉细胞。

腹部脂肪分泌的炎症物质就已经能够引发胰岛素抵抗了，更不用说还有肝脏和肌肉细胞中的脂肪。这种脂肪破坏了这些细胞中的信号通路，其中也包括胰岛素信号通路，进而导致胰岛素抵抗。因此，在一定程度上，暴饮暴食之后长的肉是我们为了不得胰岛素抵抗和糖尿病而付出的代价：多余的热量被健康的脂肪组织以良性的方式储存起来了。这个"脂肪仓库"越是被占用，它就越没法储存多余的热量，我们离胰岛素抵抗和糖尿病就越近。

简而言之，脂肪的过度堆积会引发胰岛素抵抗。现如今，随着超重和肥胖现象变得愈发常见，胰岛素抵抗也越来越成为这一"新常态"的固定组成部分——胰岛素抵抗是当今纷繁美食世界中出现的代谢紊乱，它不再是什么新鲜事儿了。所以，也正因为胰岛素抵抗的后果比较严重，我在本书中才总是提到它。

让我们来总结一下：越胖，尤其是肚子越大，越容易得胰岛素抵抗。只要我们超重，我们就必须预料到自己可能会有一定程度的胰岛素抵抗。换句话说，关键的一点是，就在我们最需要一套减肥食谱的时候，大多数饮食方案对我们来说并不奏效，反而是一直被大多数专家唱衰的低碳水饮食奏效。官方不建议的饮食，正是对我们的身体有益的饮食；官方建议我们吃的食物，我们的身体可能受不了。

我在图 5.1 中再次总结了这种相互关系：胰岛素敏感度较高的人如果想减肥，更适合低脂饮食，胰岛素抵抗的人，则更适合低碳水饮食。谁要是想减肥，就先问问自己：我的胰岛素水平如何？我是胰岛素敏感型个体还是胰岛素抵抗型个体？

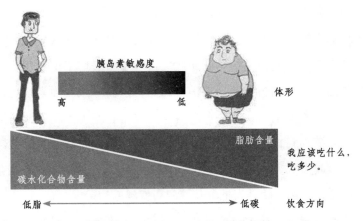

图 5.1　衡量胰岛素敏感度最可靠的指标是体重和腰围

　　如果一个人体重正常，且腰围小于 100 厘米，则这个人患胰岛素抵抗的概率不大。也就是说，他的身体对胰岛素反应良好。这种情况下低脂高碳的饮食方案更好。体重越重，腰围越大，患胰岛素抵抗的风险就越高。这类人群更适合低碳高脂的饮食。（你可能会问，图中左边这个人难道还需要减肥吗？说得对，他不需要。请不要过于纠结这些夸张的漫画，它只是为了比较不同情况。）

　　归根结底，这些还得在医院或者实验室中才能确定，但也有一些外部线索判断某人是否患有胰岛素抵抗。以下几种情况表示某人患胰岛素抵抗的风险正在升高：

● 如前文所述：肥胖和缺乏运动。

● 腰围超过 100 厘米（将卷尺贴在肚脐上测量）。

● 有直系亲属（父母和兄弟姐妹）患有 2 型糖尿病。2 型糖尿病通常是胰岛素抵抗的直接后果——在这一阶段，身体不能再用足够的（更多的）胰岛素来克服胰岛素抵抗，以达到调节血糖的目的，结果就是血糖长期处于高水平。[1]

● 患有高血压，血压经数次测量后维持在 140/90 毫米汞柱甚至更高水平。现在大家都买得起血压计，定期监测血压很有必要。

● 经医生确定血脂中的甘油三酯高（高于 150 毫克／毫升或 1.7 毫摩尔／升），高密度脂蛋白胆固醇低（低于约 40 毫克／毫升或 1 毫摩尔／升）。

还有一项你自己就可以测量的指标是血糖水平。糖尿病患者已经习以为常，而且现在的血糖仪也很便宜。如果你的血糖异常高，不管你有没有吃高碳水食物，都表明你患了胰岛素抵抗：你的细胞没有很好地对胰岛素的指令做出反应，因此在血液中循环的糖太多了。

你可能会疑惑，为什么早上空腹的时候血糖水平会高，毕竟人已经几个小时没吃东西了。这都要归因于肝脏。夜间，由于我们不吃东西，血糖水平降下来的时候，肝脏就会站出来，将葡萄糖送入血液，让大脑在这几个小时之内能有葡萄糖供应。胰岛素会抑制肝脏的葡萄糖输出，让它不至于过量。这样一来，胰岛素在夜间也调节着我们的血糖水平。但如果肝脏脂肪太厚或者胰岛素敏感度低，胰岛素就起不到这种抑制作用了，导致我们的血糖水平在空腹状态下仍然很高。所以，早晨的空腹血糖水平升高，也表明这个人可能

---

[1] 有 2 型糖尿病家族史的人更适合吃高脂低碳的饮食。这已经不奇怪了，因为 2 型糖尿病的核心问题在于胰岛素抵抗。

患有胰岛素抵抗。

　　早晨空腹血糖的正常值应该为 70~110 毫克 / 毫升（3.9~6.1 毫摩尔 / 升）。超过 110 毫克 / 毫升就不好了。一旦超过 126 毫克 / 毫升（7 毫摩尔 / 升），可能就意味着患了糖尿病。值得注意的是：孕妇的血糖水平标准更为严格，上限为 92~95 毫克 / 毫升，一旦超过这个上限，就说明该孕妇患了妊娠糖尿病。

　　每个人吃完饭（尤其是高碳水食物）后血糖都会升高，但如果超过 200 毫克 / 毫升（11.1 毫摩尔 / 升），情况就不妙了。这标志着你的肌肉产生了胰岛素抵抗，正在抵抗血液中糖的吸收。如果你发现自己的血糖高，最好去看一下医生，好确定血糖高的原因以及应当采取什么措施。

脂肪：备用的"燃料"

　　年轻的时候，我们一般会身材苗条而且有活力，身体细胞对胰岛素还很敏感。这时，我们的身体可以轻而易举地消化碳水化合物，待其进入血液后作为能量使用。碳水化合物的代谢此时是正常的。

　　随着年龄的增长，胰岛素敏感度往往会降低，这就意味着我们到了一定年龄以后就不能消化那么多碳水化合物了。因此年龄增长是胰岛素抵抗的又一个风险因素。

　　要知道，空腹状态下人体血液中的糖不会多于 1 茶匙（约 5 克）。人体中有 5~6 升血液，这几克的糖完全溶解于其中。所以很明显，如果把血液比作果汁，那么这种"果汁"并不是特别"甜"。（当我们提到"血糖"时，一般指的是葡萄糖。）

然而，只要我们吃几片面包、一盘土豆或者一份意大利面，情况就会在短时间内发生变化，大量的糖就进入我们体内。因为上述这些碳水化合物主要由淀粉组成，即相互连接的葡萄糖分子。糖分子链在肠道中分解为单个的葡萄糖分子，从而被肠道吸收，这样血液中含有丰富的单糖葡萄糖。然而，我们的身体并不会让血液中循环的葡萄糖过多或者过少，过多的葡萄糖是有害的，因为血液中的糖会黏附在各种结构上，尤其是身体的蛋白质结构。

例如，葡萄糖分子会黏附在血红蛋白上。血红蛋白是一种让我们的血细胞呈现红色的物质。被葡萄糖黏附的血红蛋白水平可以由医生测定，这就是所谓的糖化血红蛋白（HbA1c）。糖化血红蛋白很有参考价值，因为它呈现的不是当时的血糖水平，而是过往两三个月的血糖情况。如果这个值偏高（约 6% 以上），说明血糖调节得不算太好：血糖水平长期过高，身体内部都"粘连"住了，这也是衰老的一种表现。

一些香料和植物化学成分（如前面提到的黑巧克力中的黄酮类化合物）有助于提高身体细胞的胰岛素敏感度，对血糖调节具有积极功效。这方面的一个典型例子是肉桂：经常食用肉桂有助于将血糖维持在较低水平，从而降低糖化血红蛋白水平。（注意：一定要选择斯里兰卡的锡兰肉桂。）

由于葡萄糖分子在血液中非常活跃，因此人体在葡萄糖分子增加时会立即采取行动，将多余的葡萄糖分子从血液中清理出去，并牢牢锁在身体细胞之中。反之，当我们的血糖低于某一临界值时，大脑就会出现恐慌，因为大脑的生存与运转依赖于持续的能量供给，而能量不会直接由脂肪来供给，而是依赖于葡萄糖的持续供应。

出于以上原因，我们必须严格监测血糖水平。众所周知，胰岛素在这其中起到了关键作用。胰岛素的职责是让我们的血糖水平保持稳定。胰腺一旦分泌胰岛素，胰岛素一旦敲身体细胞的门，细胞就会打开门吸收血液中的糖分子。我们每次吃高碳水食物（以葡萄糖为主）时都会出现这种情况。

然而，胰岛素不仅会促进细胞对葡萄糖的吸收，而且会促进脂肪储存。背后的生物学原理是：如果我们的血液中含有大量葡萄糖（此时胰岛素水平也会升高），则代表我们刚刚吃过东西，能量供应是充足的，这个时候自然不需要靠燃烧脂肪来提供能量，因此胰岛素会阻碍脂肪的燃烧。当肌肉和肝脏出现胰岛素抵抗时，胰岛素水平将会升高。在胰岛素的作用下，脂肪组织会牢牢地"抓住"脂肪（直到胰岛素对它完全失效），我们的身体也就无法燃烧脂肪了。在这种情况下，即使我们体内有大量的脂肪储备，也无法利用它。就好比把钱存进定期账户之后却取不出来一分钱。

上述分析能够解释为什么我们在脂肪储备充足的情况下仍然会感到饥饿。由于肥胖，我们身体的许多细胞已经出现胰岛素抵抗，引起胰岛素水平上升，这又反过来导致脂肪被胰岛素阻止而难以被燃烧，不能作为能量来源。

具体情况总是很复杂，而且目前谜团仍然没有完完全全被解开。但是一个最基本的假设是：每当一个患有胰岛素抵抗的人摄入大量的碳水化合物，如面包、烤土豆、一大碗米饭等，就如同火上浇油，大量的碳水化合物会让血糖水平扶摇直上，使原本就已经较高的胰岛素水平进一步升高。

我们摄入的蛋白质也会在一定程度上导致胰岛素水平上升。从代谢的角度来看，唯一与胰岛素没什么关系的营养物质是脂肪。这也许能说明为什么有胰岛素抵抗的人更适合低碳高脂的饮食，因为他们的身体消耗脂肪的效率比消耗碳水化合物的效率更高。所以脂肪在这里相当于一种"备用燃料"，有胰岛素抵抗的人也能有效地利用这种"燃料"。

研究表明，如果一个患有胰岛素抵抗的人改变饮食结构，断食碳水，将脂肪作为首要"燃料"，他就能以一种相对健康的方式改善代谢状况。长期紊乱的胰岛素终于能休息一下了，胰岛素水平随之降低。根据目前的研究猜测，胰岛素导致的脂肪沉积就会停止：脂肪终于可以从脂肪组织中脱离出来，为人体提供能量。这就好比人们又能从那个定期账户中取出钱来了。虽然你摄入了很多脂肪，但正是因为你摄入了很多脂肪，胰岛素水平才会降低，正是因为胰岛素水平降低，脂肪层才会被清除。最终带来的好处就是，多余的能量被释放掉了，总是出现的饥饿感没有了。

此外，运动对这个调理过程也大有裨益，能够起到辅助和推进作用。我们一旦动起来，细胞就会开始"自动"吸收血液中更多的葡萄糖，并且完全不依赖胰岛素。如果运动强度较大，我们的肌肉细胞在运动中吸收的葡萄糖是不运动时的 50 倍。除此之外，运动还能让身体对饭后的各种饱腹感信号（胰岛素就是一个重要的信号）更加敏感。所以毋庸置疑，运动有助于减肥。

但只运动是不够的！原因是运动会带来饥饿感，致使你吃得更多。在一项研究中，英国的生物心理学家为一组受试者制订了一个为期一周的运动方案。其中，在这一周的时间里吃了更多水果蔬菜的人实现了运动减肥；另一些人吃的蔬菜水果较少，吃的垃圾食品却更多了，虽然他们也运动了，但是体重基本没有下降。换句话说，为了减肥，就算我们进行了高强度运动，也还是要注意饮食与营养。

从前，我总认为，只要我努力跑步了，我就可以随便吃东西。这是个错误的观念，结果往往适得其反。但如果你能在坚持运动的同时调整饮食，就真的会看到更多的变化：你会发现自己身材更匀称了，身体更轻盈了，血压下降了，压力小了，睡眠也得到了改善（这又会帮你减轻压力）。此外，运动被证明是治疗胰岛素抵抗的良药。说是"良药"一点儿也不夸张，充分的研究表明，通过运动和减肥治疗胰岛素抵抗、预防糖尿病的效果比二甲双胍（目前最主流的降糖药）更佳。

低碳水饮食：不只有阿特金斯饮食

从很多方面来看，低碳水饮食还是很合理的：如果一个人患有胰岛素抵抗，那么他的身体在一定程度上是碳水化合物不耐受的。此时他需要戒的不仅是糖，而且所有"碳水炸弹"他都要少吃，包括面包、土豆、面条和大米。现如今，肥胖现象愈发常见，胰岛素抵抗也越来越高发，所以，毋庸置疑，低碳水饮食未来会继续大受追捧。

在我看来，低碳水饮食最大的劣势就在于一些低碳水饮食者过分关注胰岛素这一激素而忽略了全局。他们的头等目标是降低胰岛素水平，这倒是达成了，却没有注意到健康饮食还包括其他很多因素。

我认识很多聪明的低碳水饮食者，他们也像斯卡尔德曼一样，一向很敢吃各种肥肉瘦肉和鸡蛋。由于这些食物基本甚至完全不含碳水化合物，他们就觉得这些食物很"好"。至于那些指出动物脂肪（尤其是加工肉类）有问题的研究结果，往往会被他们巧妙地避而不谈。在许多低碳水饮食者眼中，碳水化合物就是洪水猛兽，令人作呕，招人厌恶，以至于其他物质和碳水化合物比起来都没什么害处，甚至可以是"良药"。诚然，在极端个例中，这种观点有一定正确性——现在的斯卡尔德曼比20年前更健康吗？是。他彻彻底底改变饮食是正确的选择吗？确实。他的饮食方式健康吗？当然不是。患有胰岛素抵抗的人能以他为参考吗？非也。

该说结论了。如果你怀疑或者已经从医生那里得知你的胰岛素敏感度低，如果你想减肥，那么你无论如何都应该尝试一下低碳水饮食。最好能先花两三周的时间观察一下身体对低碳水饮食的反应。我的情况是这样的：如果我在几周的时间内减少碳水化合物的摄入量，并且在这段时间里坚持健步走（通常是为了减压或者旅游），那我就能比较迅速且轻松地减到理想体重。我不会采用阿特金斯饮食法。如果你想尝试低碳水饮食的话，不一定（或者说最好不要）采用阿特金斯饮食法，因为还有其他更健康的饮食方式。

● 不吃香肠、肥肉、火腿、萨拉米香肠和热狗等加工肉类。可以时不时吃一块野味、一块草饲牛排或者散养家禽肉，但海鲜更好，尤其是高脂鱼类。

● 可以吃黄油、奶油和椰子油，但高质量的橄榄油远远好于其他（每天吃几汤匙）。每天摄入两汤匙橄榄油，不仅能帮肥胖的2型糖尿病患者减体重，而且用不了几个星期就能将血糖水平和糖化血红蛋白降下来。

● 为了增加脂肪摄入，你可以尝试一下"MCT[①] 油"。椰子油通常被视作 MCT 油，但是它仅含 15% 的中链脂肪酸。其实有一些"纯"的 MCT 油（大多是从椰子油中提炼出来的），从初步研究结果来看，中链脂肪酸有助于减肥和胰岛素敏感度的提高（我这里说话很谨慎，因为这些研究结果尚处于初步阶段，更重要的是，我们这里谈及的毕竟是一种加工产品）。建议每天摄入 10~20 克，相当于两三汤匙的量。MCT 油因为"防弹咖啡"而备受欢迎，防弹咖啡可以让你一大早就毫无压力地摄入脂肪。制作方法：往一杯咖啡中加入一汤匙牧场黄油，一到两汤匙 MCT 油，然后搅拌均匀。喝一杯让你即刻清醒！

● 多吃蔬菜，各类蔬菜都可以，但土豆除外，因为土豆会使血糖飙升（详见下一章）。

● 多吃沙拉，往里面加点种子。每星期有几个晚上我都只吃一盆沙拉（野莴苣、罗马生菜、芝麻菜……），有时还会配上虾、豆粉饼、牛肝菌或者鸡油菌。小建议：姜黄（黄姜的一种）能充分提高沙拉酱和豆粉饼的营养价值，提高细胞的胰岛素敏感度。

● 多找些健康的蛋白质和脂肪来源，如菜豆、扁豆、鹰嘴豆、坚果、橄榄油和牛油果（菜豆中虽然含有丰富的碳水化合物，但依然是一种好食材，详见下一章）。

● 所有食用菌菇都很值得推荐（蘑菇、花菇等）。

● 可以吃奶酪，可以吃适量的鸡蛋（我只买散养的有机蛋鸡下的鸡蛋，每周最多吃 7 个鸡蛋，也就是平均每天一个）。我个

---

① MCT 是 medium-chain triglyceride 的首字母缩写，指一种中链脂肪酸，详情见后续脂肪章节。

减肥、抗老、免疫

人最喜欢的低碳水午餐之一就是"卡布里沙拉"（番茄、马苏里拉干酪、新鲜的罗勒叶，配上一点香醋、胡椒和一汤匙橄榄油）。

- 将希腊酸奶作为餐后小食是个极好的选择，夸克酸奶也行。可以配上（脂肪含量丰富的）奇亚籽、亚麻籽或者水果。浆果也不错，比如蓝莓就能提高胰岛素敏感度。苹果虽然含糖多了一点，但是也很好——苹果（尤其是苹果皮）是根皮苷的主要来源。根皮苷是一种植物化学成分，能够抑制小肠对葡萄糖的吸收，进而使血液中的葡萄糖减少，相应地抑制了胰岛素反应。

- 经证明，绿茶以及黑巧克力（纯度越高，含糖越少），也能有效提高胰岛素敏感度。

- 最后，但也很重要的一点是，每天晚饭时可以喝一小杯干葡萄酒，或许应该说"推荐"。

喝酒？没错，不是开玩笑。在一项实验中，200 名患有糖尿病的受试者被分成三组，研究人员给第一组喝的是红葡萄酒，第二组喝的是白葡萄酒，前两组的酒都是干葡萄酒（含糖量都很低），最后一组则很遗憾，只能喝矿泉水。在未来的两年之内他们都需要在晚饭时喝 150 毫升相应的酒或水。两年后的结果显示，喝酒的人血糖调节得更好，而且喝白葡萄酒的那组效果最明显（与喝矿泉水的那一组相比，喝白葡萄酒的这一组受试者的平均空腹血糖每 100 毫升下降了 17 毫克）。第七章中我们会对酒展开更多讨论。

最后再说一句，碳水化合物不耐受或者胰岛素抵抗不是非黑即白的结果——不是要么没有，要么很严重。斯卡尔德曼将碳水化合物减到最少，这很适合他，但并不意味着每个人都能像他一样。我们大多数人的胰岛素抵抗肯定没有斯卡尔德曼严重，所以我们也能比他消耗更多的碳水化合物。

此外，只要你减肥成功，不仅蓄积的顽固脂肪会溶解，腹部脂肪及其炎症物质，肌肉细胞、肝脏细胞以及其他身体细胞中蓄积的多余脂肪也会溶解。这意味着你的细胞又恢复了对胰岛素的敏感度。你减掉的脂肪越多，身体对胰岛素就越敏感，碳水化合物不耐受的现象就越轻微。一种比较极端（热量极低）的饮食方式与体重的明显减轻往往可以逆转甚至治愈严重的 2 型糖尿病。

多数人可以在减肥成功几周或者几个月后再逐渐把碳水化合物的量提上来。至于最理想的量是多少，这一点只有你自己知道，而且只能在摸索中得知：我恢复了对面包和面条的摄入，感觉怎么样？是否让我比以前更容易感觉饿？而且你需要仔细观察所发生的每一个变化：体重是不是又悄悄上涨了？体重稳定吗？适当保持实验的乐趣和自我观察能力很重要。我觉得这种实验不仅很有趣，而且极具建设性。你会发现自己并不是控制不好体重，只要做些努力就可以控制。但是，即使我们恢复了碳水化合物的摄入，也应该以健康碳水为主。那么什么是健康的碳水化合物？且看下章分解。

减肥、抗老、免疫

第六章

碳水化合物 3:

健康碳水，这样识别！

四项关键的评判标准

从健康的角度来讲，起决定性作用的不是摄入碳水化合物的"量"，而是"质"。也就是说，问题的关键在于你摄入的是哪一种碳水化合物。那么如何评判碳水化合物健康与否呢？以下是四项关键的评判标准。

1. 宁"固"勿"液"。这一点我们已经在第四章中讨论过了，这里只是简单总结一下：一整颗水果永远好过用这个水果榨成的汁。苹果和苹果汁完全不一样。首先，一整颗水果含有更多的营养物质；其次，整颗水果的结构完整，含有纤维素，这样糖分进入人体循环系统的速度不会那么快（同时也想一想其他的营养物质，比如主要存在于苹果皮中的根皮苷）；最后，吃苹果或者橙子时，我们不容易吃多，但如果榨成汁喝的话，随便一喝就能"喝"下去8个苹果或者橙子。

2. 加工的程度。我们吃的食物越天然，越保持原本面貌，对我们的身体就越有好处（一个例外，有些蔬菜需要切一切并进行熟加工，其中所含的植物物质才能够被提取出来并被身体吸收，比如番茄中的番茄红素）。这里尤其要说的是谷物的加工程度。下文中，我们将会看到全麦面包、精磨全麦面包和白面包三者之间的天差地别。

3. 纤维素。评判某种高碳水化合物的又一法则是，它含有的纤维素占总碳水化合物的比例（纤维素是植物细胞的一个组成部分，指的是那些不能被人体消化的碳水化合物）。纤维素越多越好。易消化的碳水化合物与纤维素的比例最好在 10∶1 以下，也就是 10 克碳水化合物中至少要有 1 克纤维素。如果能控制在 5∶1 以下就更好了。我们通常能在食物的营养成分表中找到相关数据，但不是所有营养成分表里都有。从这个角度来看，大部分碳水化合物的纤维素其实都没达到标准。比方说，我吃的每 100 克印度香米中含有 78 克碳水化合物，但只有 1.4 克纤维素。78 除以 1.4 的结果约为 56，也就是说，每摄入 1 克纤维素会随之摄入 56 克碳水化合物。我吃的小扁豆就健康多了，每摄入 41 克碳水化合物就会摄入 17 克纤维素，41/17=2.4，这一比例低于 5，无疑非常理想。只因为这，我对小扁豆的喜爱就远远超大米（还有一个原因是大米经常会被砷污染）。[①]

4. 血糖生成指数（GI）。GI 也可以说是某种碳水化合物被人体消化吸收的速度。快速被消化吸收的碳水化合物会导致血糖和胰岛素飙升。只有当你要在同类的两种食物之间做出选择时，你才会斟酌使用 GI 值这一评判标准。我们拿大米举个例子，上文提到的印度香米虽然纤维素含量不高，但是其中的碳水化合物进入血液的速度比茉莉香米要慢。茉莉香米中的碳水化合物恨不得以光速进入血液。也就是说，即使印度香米不是理想的选择，但也比茉莉香米好多了。

请仔细阅读这四项标准。希望你在读完本章后能够很好地对某种高碳水食物的健康程度做出评价。

---

① 单纯从纤维素的角度来讲，亚麻籽是无敌的，每 100 克亚麻籽可以提供 39 克纤维素，而且没有多余的碳水化合物（剩余的大部分是优质脂肪）。

面包会让你发胖甚至生病吗

让我们先拿可怜的面包开刀吧！面包曾经名声很好，现在是怎么了？真的太令人痛心了，尤其是在德国这种拥有上千种面包的面包大国（我住在一个小村子里，但是这里有着 4 家面包坊）。如果你浏览过相关的营养学书籍，你甚至连踏进面包坊都会感到害怕，更不用说咬一口面包了。这些书警示我们，小麦、面包或者说是谷类食物会让我们发胖、犯困、迟钝，还会让我们患上疾病，主要罪魁祸首是一种讨厌的蛋白质化合物——麸质。

这些营养学书籍之所以会让人感到焦虑不安，是因为这些书的作者对食物的批判并不完全是凭空捏造，有时候还是有真实内容的。但是总体上来说并不正确。事实上，多数人都不用纠结，完全可以每天吃上几片面包。但是需要吃"合适"的面包。我不建议你吃白面包（包括小面包、法棍、扭结面包和可颂等），我知道它们很好吃，但是白面包在我看来是一种甜食。正如比利时医学博士克里斯·弗博尔格在其著作《沙漏式饮食法：席卷全球的抗老化饮食》中所总结的："白面包本质上并不是真正的食物，而是你提取其中的矿物质、纤维素和营养物质之后的残留物。"

每一个面包的原料都是谷物，无论它是小麦、黑麦抑或是斯佩尔特小麦。随后，谷物会被碾碎，这就像是把水果榨成汁一样。我们精磨、细磨，以至于大部分有价值的营养物质都被磨了出去，剩余部分基本就只是淀粉了，也就是一种"碳水炸弹"，这种"碳水炸弹"以长而单一的葡萄糖链为形式存在。

德国超市货架上的面粉包装上面都印着"Type"标志，意思是面

减肥、抗老、免疫

粉的碾磨程度。有 Type 405、Type 550、Type 1050 等，这一数字表示的是面粉中的矿物质含量。Type 405 面粉和可卡因一样白，表示每 100 克 Type 405 面粉中只含有大约 405 毫克矿物质。如果谷物被完全碾碎了，那么这袋面粉就只有精磨后留下的胚乳。Type 1050 呈浅褐色，其中仍然保留着一些谷物外壳的组成部分，也就是说这种面粉含有的矿物质更多。至于全谷物，就是将谷物完整地保留了下来，因此它含有的维生素、纤维素和矿物质都是最多的。全麦面包主要由全麦粉制成，无论是小麦、黑麦、斯佩尔特小麦还是其他作物。谷物的结构与营养成分见图 6.1。

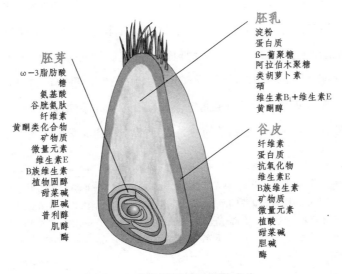

胚乳
淀粉
蛋白质
ß−葡聚糖
阿拉伯木聚糖
类胡萝卜素
硒
维生素B₁+维生素E
黄酮醇

谷皮
纤维素
蛋白质
抗氧化物
维生素E
B族维生素
矿物质
微量元素
植酸
甜菜碱
胆碱
酶

胚芽
ω−3脂肪酸
糖
氨基酸
谷胱氨肽
纤维素
黄酮类化合物
矿物质
微量元素
维生素E
B族维生素
植物固醇
甜菜碱
胆碱
普利醇
肌醇
酶

图 6.1　谷物的结构与营养成分

　　一粒谷物主要由淀粉含量丰富（＝热量高）并含有少量维生素、矿物质和其他物质的胚乳构成。但多数优质物质却存在于谷皮和胚芽之中。在将全谷物碾压成面粉的过程中，多层谷皮和胚芽都被碾磨掉了，剩下的就是营养物质和纤维素较少但热量较高的胚乳。数据显示，碾磨过程中谷物会流失58%的纤维素、83%的镁、79%的锌、92%的硒、61%的叶酸和79%的维生素E。

　　我们这边面包坊的女售货员极力主张用斯佩尔特小麦做面包，她们认为斯佩尔特小麦比普通小麦健康得多。作为一个黑麦面包爱好者，我是真不爱听，也不知道她这个论调是怎么得来的，毕竟基本上没有相关的研究。反正我觉得她是在胡说。倒是有一些研究表明，斯佩尔特小麦也好，黑麦也罢，我们吃哪种谷物不要紧，关键的是碾磨程度怎样，是否保留了大部分营养物质。这才是重要的健康因素。可惜现在很多面包坊员工根本不知道全谷物具体指什么，甚至都不知道他们吃的面包里有什么，因为面包都不是他们自己烤制的。所以你可别被这些所谓的面包师给误导了！顺便说一句，我现在自己烤面包吃，一方面是因为工业加工面包里含有不必要的添加剂，另一方面是因为烤面包真的出乎意料地简单，而且能带来很多乐趣。[1]

---

[1] 我烤制酸面包的方法如下：首先准备原材料：两小包75克的液态酸面团。有的人喜欢用75克酸面团和500克的面粉，但我喜欢很酸的面包，因此我会用双倍量的酸面团。至于面粉，我建议用300克的全麦黑麦面粉，或是Type 1370的面粉，加上200克全麦小麦面粉。此外还需要两小勺盐、400克的温水和一小包干酵母（10克），新鲜酵母（20克）更好。首先，将温水倒入一个盆中，放入酵母（也可以加入一小勺蜂蜜和盐），混合后静置一段时间，而后加入酸面团，再经混合后加入面粉。我还会加入一点亚麻籽、奇亚籽、麦芽和坚果碎，或者黑麦粒。别忘了撒盐哦！最后加入一些菜籽油或橄榄油。搅拌（最好用搅拌器，因为面团会很黏）后在盆上盖一块布，放到温暖的地方（如50℃的烤箱中）醒30分钟，面团会变大，之后再揉又会变小。将揉后的面团放进模具，不要太满，因为面团之后还会膨胀。如果想要卖相好，可以用筛子撒上一些面粉。让面团在温暖的地方再醒发一个小时。烤箱预热（转下页）

但营养物质的丰富程度只是其中一方面。正如我们所知，消化的过程也起到了一定作用。谷物碾磨越精，得到的颗粒就越细，细的颗粒易消化，而且消化得很快。经过这样碾磨后，碳水化合物会以闪电般的速度进入血液中，即便是精磨的全麦面包也是一样。然而，粗糙而具有颗粒感的全麦面包才是理想的选择。完整的谷物外壳形成了一个益处良多的物理屏障，它包围着胚乳的碳水化合物，让消化酶没那么容易接触到碳水化合物并将其分解成葡萄糖分子。

白面包就更不用说了，它集所有的弊端于一身，没有谷物外壳，营养物质少，而且磨得太精细了。吃出"富贵病"的核心原因之一就在于爱吃白面包，这种饮食会导致我们既营养过剩又营养不良。我们其实并不缺热量，缺的是让我们的身体正常运转并防止提前进入衰老进程的特定营养物质：维生素（如 B 族维生素中的叶酸）、矿物质（如镁和硒）以及优质脂肪（如 ω-3 脂肪酸），所有这些物质在谷物碾磨的过程中都会损失。如果我们一直吃这种高热量却没什么营养的食物（白面包、白米饭、白面条、糖），那么对人体至关重要的上述物质，我们就可能一直摄入不够。

不仅如此，长期坚持这种饮食还可能导致肥胖，因为身体会不断发出信号，告诉你还缺少什么东西（即使我们吃了很多也无济于事）。我们吃啊吃，但那些人体所需的营养物质仍不足，因为它们都通过人工的方式流失掉了。在人体对这些物质的需求得到满足之前，

（接上页）275℃，而后用大火烘烤面包，直至表面脆而不焦。根据我的经验，最多烤 30 分钟。然后降低到 200℃再烤 10 分钟。烤完后放在架子上晾凉——这一点很重要，因为此时的面包还在"流汗"。新鲜的面包最好吃了！我不断以此食谱为基准进行试验和调整。例如，我最近开始加入 80 克亚麻籽粉（加的水也相对更多了），让面包再多些蛋白质和纤维素，吃起来也更可口。

我们就只能继续吃。结果就是，我们总是有一种"还缺点什么"的纠结感，也就是"隐性饥饿"。

营养物质不是全谷物食物让人饱腹感更强的唯一原因，除了它之外还有纤维素。就纤维素而言，麦片和燕麦碎片是非常好的食物。燕麦碎片是被粗略分割的谷物，我们的消化系统必须努力工作，才能分解它。至于麦片则是把整个谷物压扁了，给消化系统减轻了一些负担（但即使这样也比碾磨强）。麦片的表面更大，所以消化酶有一个更大的"攻击面"。麦片和燕麦碎片都会为我们提供很多 β - 葡聚糖，这是一种纤维素，一旦遇水就会产生一种高黏度溶液。如果你等待的时间够长，就能在装麦片的碗中观察到这个过程，如果不等的话这个过程就会在你的身体里进行。在肠道中，这种黏液不仅会使碳水化合物的吸收变慢，还能抑制胆固醇的吸收。因此，β - 葡聚糖能够降低胆固醇水平。

我们的肠道吸收不了像 β - 葡聚糖这样的纤维素。早前，人们只把这种物质视为纯累赘之物。直到近几年人们才意识到这种想法有多么错误：我们消化不了的纤维素会成为肠道居住客——肠道细菌（微生物）的饕餮盛宴。好好款待它们吧！没有什么比让它们满足更重要的事了。如果你不能给这些肠道细菌提供足够的纤维素，那么它们就会开始报复性地啃食你的肠道黏膜。没有了这层保护膜，肠道就会变得容易感染。

此外，"吃饱"的肠道细菌还会生成有益物质，即所谓的短链脂肪酸，比如丁酸（更确切地说是丁酸盐）。首先，丁酸是肠道细胞的优质能量来源。其次，它甚至能作为一种药物。例如，它能够抑制炎症过程并预防结肠癌的发生。

消化纤维素时，一小部分短链脂肪酸经肠道细菌排出，从肠道进入血液甚至大脑中。这时，它们会对那些控制饱腹感的神经细胞产生影响。通过这种方式，肠道细菌告诉大脑它们吃饱了，所以我们也就可以放下刀叉或筷子。由此可见，吃全谷物食物能防止发胖，也是因为它能让这些肠道微生物"吃饱"。

千言万语汇成一句话：真的没有理由拒绝全麦面包或者全谷物食物。帝国理工学院和哈佛大学此前评估了这一领域45项研究和实验的数据，最终得出如下结论：如果一个人每天吃90克全谷物（比如两块全麦面包或者一碗燕麦碎片），那么他患大多数老年病的风险都会降低，无论是糖尿病还是癌症。其心血管疾病的患病风险降低了20%以上，总体的死亡风险也同时降低。换句话说，如果你经常吃一定量的全谷物食物，那你就更不容易生病，而且还可能会更长寿。

小麦虽然备受诟病，但小麦本身并不是洪水猛兽。在美国心脏病专家威廉·戴维斯的著作《小麦肚》中，他分析了小麦产品是如何在世界各处"作恶"的。他不仅拒绝白面包，全谷物食物也入不了他的眼，他认为这些对健康来说都是灾难性的存在。同时，戴维斯博士强调，全谷物食物会让我们"又胖又饿"，比人类历史上任何时候都胖都饿。

我们都知道，各路饮食专家太多了，其中就不乏一些"砖家"，和他们辩论简直就是浪费时间。但上述著作《小麦肚》并非"砖家"所写。作者的水平很高，他引用的很多资料都是正儿八经的研究成果。但是他为什么最终得出了一个错误结论呢？

我认为有多方面的原因。接下来我会详尽论述，因为这是一个典型例子，能说明为什么饮食领域有这么多误导和迷惑。

首先，有些人就是消化不了小麦或者其他谷物，这就像有的人无法消化牛奶或花生一样。例如有人对小麦过敏或麸质过敏（更严重的情况是乳糜泻），这都是客观存在的。即使你没有被确诊对麸质过敏，你的身体也有可能不喜欢小麦，或者干脆就不喜欢谷物。你试一下吧！尝试几天（几周更好）不吃谷物，同时观察一下身体情况。只是缺少医生的诊断，但不能说明这种病症不存在。毕竟，你的身体知道一些连你的医生都不知道的事情。但从目前的研究来看，大多数人对麸质是没有什么不良反应的。

麸质又称"麦胶蛋白"，正是这种东西的存在让我们可以把比萨面团揉捏、拉伸成各种形状，只要稍加练习，还可以让比萨面团在你的手上转动。麸质不耐受之人的肠道在面对这种物质时会产生不好的反应。不好？怎么个不好法？这些人的免疫系统会把这种蛋白质当作敌人，会对它们发起攻击，从而产生炎症。炎症主要会破坏肠道细胞，症状主要有腹痛、腹泻等，也包括贫血以及头痛等神经系统症状，甚至还有可能因脑损伤而导致运动机能障碍。大约有1%的人患有乳糜泻形式的麸质不耐受。这些人别无他法，只能将含麸质的食物列入黑名单。他们不仅不能碰小麦，许多其他种类的谷物也不能吃，比如黑麦和大麦。

为了让你不对我产生误解，我要补充说明一下。患有乳糜泻的人确实只能吃无麸质食物，但是无麸质食物又能对每个人的身体健康发挥积极功效，这主要取决于你吃的是什么。由于我们多数人更愿意吃白面（白面包、比萨、煎饼、糕点、饼干等），所以戒掉这些食物只是转为无麸质饮食的第一步；如果能用蔬菜、豆类、坚果和水果来代替这些食物，那么此时的无麸质饮食才算是一份很健康的饮食。所以，即使一个人没有麸质不耐受，他转为无麸质饮食后也会感觉更好，这也不奇怪。无麸质饮食绝对是很好的。

如果要给出一般性建议，那么区分白面粉和全谷物食物就有意

　　　　　减肥、抗老、免疫

义了。具体来讲，大多数人不需要戒掉全谷物。事实上，你将全谷物换成其他食物，不仅很不划算，长期来看也并不健康。

《小麦肚》等书的作者所犯的一个基本错误是，当一个人（从自己和／或从病人身上）发现不摄入小麦或者其他谷物后产生了一些积极的效果，于是他们就会持一种怀疑态度，认为是谷物损害了他们的健康，毁掉了他们的幸福。之后，他们就会沉迷于通过那些经过千挑万选的实验和研究来论证自己的观点。于是，他们开始戴着"有色眼镜"看待各种研究结果。在"隧道视野效应"的作用下，他们只相信那些能证实自己想法的观点。

糟糕的是，这种趋势在如今的营养学研究领域也占了上风：过去几十年，营养学领域的研究出现井喷式增长，以至于我们现在几乎可以为每一种食物找出一项相关研究，然后将其"对号入座"，不是说这种食物是毒药，就是说它是解药。现在平均每天有 250 项营养学研究和实验结论公之于众。例如，我可以用几项相关的美国研究来告诉你常吃西蓝花可能致死，当我看到你惊恐的眼神后（什么？都轮到西蓝花了吗？真的吗？？？），我就会利用你的情绪，向你兜售我的"无西蓝花饮食"。

从达尔文的角度，我们或许可以说，研究结果的井喷式增长营造出了一种学术环境，这种环境尤其促使各路追名逐利的饮食专家相继涌现。他们推荐的饮食总是相差无几，而且在有意无意间失之偏颇。他们找出那些适合自己的研究成果，并宣称全世界只有他知道发胖和生病的真正原因在哪里。众所周知，像哈佛大学、斯坦福大学等世界顶尖大学中的"砖家"也不少。他们随便提出一些建议就可能有损我们的健康。当然，你可以也应该对主流观点提出疑问，但是请用真实可靠的研究结果来证明。能提出非凡观点的人，自然也掌握着非比寻常的好论据。

我们应该如何处理这种情况和这些矛盾呢？在我看来，一种合适的方法就是尽量不戴有色眼镜审视全局，而且不鲁莽地对某一方面做出主观评判。但是，鉴于各种研究实在太多，客观地看待全局似乎是一项不可能完成的任务。不过这种初步印象其实是我们的错觉。近年来，多亏了几项特殊的研究，这种全局观点又成为可能。

简而言之，无数孤立的研究形成了我们对于饮食的认知基础。但这些研究不一定可靠，而且经常相互矛盾。为了得到更多的准确性，一些科研团队会定期分析那些最严谨的独立研究，然后对它们的结论进行总结。我们将这种总结称为"荟萃分析"或"Meta 分析（ Meta-Analysis ）"，这为我们提供了一定的信息资料。近年来，一些研究机构又对它们的荟萃分析做了进一步的综合整理，细化了荟萃分析方法，我们将其称为"Meta-Meta 分析"。这些卓越的研究在概览的基础上为我们提供了更为浓缩的综述。

最近，法国的一个科研团队提取了 1950—2013 年发表的所有关于饮食与健康的荟萃分析数据。迄今为止，还没有谁做过如此全面的研究，其结果极具启发性，包括在全谷物这个备受争议的话题上。

图 6.2 总结了法国这项 Meta-Meta 分析的核心结论。该图呈现了饮食行为（经常吃某一类食物，如红肉、鱼、蛋、全谷物食物等）与主要老年病患病风险之间的关系，包括心血管疾病、糖尿病、癌症等。我们先不一个数据一个数据地看，而是总揽全局。如果我们从因果关系的逻辑来看，那么只看整体，即可发现没有任何一种食物能够长期预防疾病，也没有任何一种食物会长期损害健康，对每一种食物几乎都有着相互矛盾的研究结果。

造成这种情况的原因多种多样。在一定程度上，应该是由于分

减肥、抗老、免疫

类过于宽泛所导致的（软饮料肯定比果汁更有害，乳制品包括酸奶、黄油、奶酪以及牛奶）。然而，从基本层面讲，矛盾是科学的本质属性之一。科学不是一言堂。我们对数据可以有不同的阐释和评判。正是通过不断理清矛盾，通过批判与讨论，科学才得以不断自我纠正，从而不断进步。

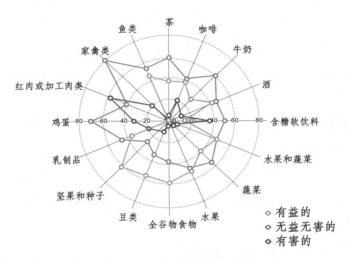

图 6.2　1950—2013 年发表的各项重大研究结论

这些分析对某种食物的结论基于这种食物对十大主要老年病（心血管疾病、癌症、2 型糖尿病、肝脏疾病、肾脏疾病、消化道疾病、骨骼疾病、肌少症、脑部疾病以及肥胖）的影响，分别是"有益的"（指这种食物可以预防老年病）、"无益无害的"（指这种食物对老年病基本无影响）和"有害的"（指这种食物会引发老年病）。让我们用全谷物食物来举个例子，在 1950—2013 年发表的所有重大研究中，大约有 60% 的研究认为全谷物食物能够预防至少其中一种老年病，近 40% 得出了无益无害的结论，只有很少的一部分（4%）称全谷物是有害的。在这里我不是想说这种荟萃分析为饮食方面的各种问题提供了最终答案，但是它们确实能让我们初步了解科学界是如何评价某一类食物的。它们还推翻了一些无稽之谈，例如现在正流行的对面包的妖魔化，其中就包括《小麦肚》这样的书籍。

每一项独立的研究，不管研究的过程是不是严谨周密，都有其长处和不足。观察性研究就可以范围很大，还可以持续很长时间，有时甚至能持续几十年。但是观察性研究通常很难识别出那个决定性的关键因素（你可以回忆一下，为什么咖啡曾被当作有害食品）。两组不同饮食的对照实验在学术上更严谨，但是持续时间总是有限，对那些较长时间才能产生效果的食物来说，这种实验起的作用不大。

此外，科研人员也会犯错，这一点毋庸置疑。一些科研人员受到软饮料产业、乳业或者其他某些产业的大力资助，这种依赖关系会明显影响当事人的判断。出于这样那样的原因，各种互相矛盾的研究结论层出不穷。

不过，尽管有这些矛盾存在，大部分食物在其对健康的影响方面还是结论明晰的，而且相关结论与我们在前几章中所讨论的内容相吻合。例如，在关于肥胖问题的诸多研究中，相当多数（56%）的研究将红肉和加工肉类归为有害食品，另有许多研究在这个问题上持中立态度，而只有4%的研究对红肉和加工肉类做出了积极的评价。但如果你只关注这4%的研究，你就会称赞红肉和加工肉类是使人长生不老的仙丹，并且忽视其他96%的研究结果。

鱼类的情况则截然相反，44%做出了积极评价，50%得出了中性结论，还有2%认为鱼类有害于健康。就鱼类而言，虽然人们很难

减肥、抗老、免疫

把它归入不健康的食物行列，但是这是可能的（事实上，的确有一些鱼比其他的鱼更健康，这一点我们后续会提到）。

不可思议的是，水果也可能被归类为不健康食物，有 2% 的研究对水果做出了负面评价。但如果你只把目光放在这 2% 的研究上，另外 98% 的研究就会被你忽视，此时也就产生了上述"无西蓝花饮食"那样的情况。

全谷物的情况也是一样的。全谷物食物和水果相同，整体上获得了较高的赞誉。在所有二战结束后开始进行的研究中，有不少于 60% 的研究都表明全谷物食物能够预防老年病，其余都持中立态度。在 Meta-Meta 分析中，人们只发现了一项研究称全谷物不利于身体健康。蔬菜也交上了一份同样漂亮的成绩单！不仅针对老年病，对于肥胖问题也是一样：有 40% 的研究最终得出结论称全谷物食物会减少肥胖的发生，60% 持中立态度。那么你觉得会有多少研究将全谷物视作增肥剂呢？是的，一个也没有。所以《小麦肚》一书中提及的话题就到此为止吧。

我不想让你觉得这项法国的荟萃分析就是完全正确的（它也有它的缺点，在后续关于乳品的内容中我们会提到），但我认为，它让我们对过去数十年里人们对各类食物的评估有了一个大概的了解。鉴于营养学领域存在令人困惑的各种矛盾，以及一部分疯狂的"砖家"所写的书，这类荟萃分析可以揭示谬论，点醒众人。

感谢这项 Meta-Meta 分析的主要研究员——来自法国的安东尼·法尔戴，是他向我提供了原始数据，让我能够重新绘制图 6.2。我问他，这些研究结果是否改变了他自己的饮食方式，他做出了肯定回答。他说他现在会多吃全谷物食物，增加植物性食物，少吃动物性食物。

血糖生成指数

如果你有个血糖仪，你就能亲自测一下不同的食物会让血糖水平上升多少。结果肯定会吓你一跳！一些我们眼中非常健康的主食，实际上会让我们血液中充斥着单糖葡萄糖，程度就好比将高浓度的葡萄糖一饮而下。最具代表性的例子之一是土豆。

这里，我们要讨论的是"血糖生成指数"，也叫"GI"。衡量某种食物 GI 值高低的标准是看该食物中一定量的纯葡萄糖会让血糖上升多少。由于血糖指的是血液中的葡萄糖浓度，因此通过这种方式可以确定一个较为准确的参考值。

假设你喝了一杯水，这杯水中溶解了 50 克的葡萄糖。如果你立即测量血糖，就可以观察到血糖水平在接下来半小时内的上涨情况。它首先会上升，到了某一高峰值后又会受胰岛素影响而下降。图 6.3 的曲线呈现了相应的变化情况。

现在，我们能够看出每条曲线下的面积大小，这个面积向我们展现了葡萄糖摄入一段时间后（通常为餐后 2 小时）的血糖上升情况：面积越大，平均血糖上升幅度就越大。由于我们以 50 克葡萄糖作为参照标准，因此我们也把与之相对应的面积设定为 100%。这样，纯葡萄糖的 GI 值就是 100。

其他几种富含碳水化合物的食物也有它们自己的血糖变化曲线。我们将这些曲线下的面积与葡萄糖的面积进行对照，就能得出每一种食物的 GI 值。

比如，对土豆来说，它所对应的面积占葡萄糖的 85%，因此土豆的 GI 值就是 85。（注意：这里所有的 GI 值都是指平均值，这些平均值一般又是基于 10 余名测试人员的 GI 值计算出的。因为人与人之间也有很大的差异，这说明没有哪一种"最优饮食"是适合所有人的。与其照本宣科，不如亲自试验，仔细观察。）换句话说，从烤土豆中摄入的 50 克碳水化合物会让血糖水平快速上升，几乎犹如纯葡萄糖。土豆的 GI 值出奇地高，鉴于此，将土豆作为主食是不太好的。

过去几年，科研人员测定了 1000 多种食物和菜肴的血糖生成指数并绘出了曲线。我们比较这些曲线发现，土豆不仅仅是高 GI 值食物，而且是会使胰岛素明显升高的少数几种食物之一，以致在食用后两小时就会出现低血糖情况。除了土豆之外，这一现象还主要与几种高糖食物有关，如软饮料和果汁（如图 6.3 所示）。我们之所以有强烈的饥饿感，尤其是特别想吃快碳水化合物，是因为我们的身体想要将血糖水平快速提升到正常范围内。

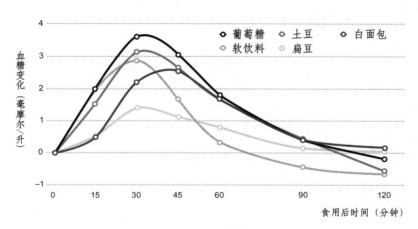

图 6.3　不同食物对血糖水平的影响

其中可消化的碳水化合物的量完全一致，都为 50 克，纤维素并没有计算在内。为了方便起见，我们直接将食用之前的血糖水平看作 0，纵坐标表示的是血糖水平的变化情况。土豆和扁豆之间的差异尤其明显。软饮料的 GI 值相对较低，是因为其糖分中有一半是果糖，果糖被肝脏"拦截"了，就不会再进入血液了。

这一切都能够说明为什么土豆是增肥剂。这个说法绝不是危言耸听，而是经过了一系列大型观察性研究证实的。这些研究主要由哈佛大学所开展。哈佛大学的一项新研究甚至表明，经常吃土豆的人，其 2 型糖尿病患病风险会增加，这可能是由于土豆的 GI 值较高。反之，如果能将每周三块土豆换成等量的全谷物食物，就能降低糖尿病的患病风险。表 6.1 列出了各种食物的 GI 值。

表 6.1　各种食物的 GI 值

食物	GI 值
葡萄糖	100
早餐 / 面包	
燕麦碎片	55
玉米片	86
牛角面包	67
黑麦全麦面包	55
酸面包	58
精磨全麦面包	74
白面包	71
扭结面包	80

减肥、抗老、免疫

鸡蛋	—
自制煎饼	66
无麸质煎饼（预混合料）	102
水果	
苹果	38
香蕉	52
蓝莓	53
橙子	42
梨	38
草莓	40
蔬菜	
胡萝卜	41
番茄	—
烤土豆	85
面条 / 大米	
意大利面（白面，熟）	44
全麦意大利面（熟）	42
印度香米（白米，熟）	58
茉莉香米（白米，熟）	109
乳制品	
低脂奶	32
全脂奶	27
低脂天然酸奶	35
坚果	
腰果	22
花生	23
核桃	—

饮料	
橙汁	53
可口可乐	53
啤酒	89

GI 值反映了高碳水食物中的葡萄糖分子进入血液的速度，表 6.1 可作为一个小范围的参考（如果你想要详细的英文版，可以发邮件给我：baskast@gmx.de，也可以登录 http://www.glycemicindex.com/ 查询）。但是再精确的数值也无法掩盖明显的个体差异（例如，正常情况下白面包升糖比较快，但是有一些人吃了白面包之后血糖水平惊奇地维持不变！）。GI 值低于 55 的食物是低 GI 食物，GI 值为 56 ～ 69 的属于不高不低的中等 GI 食物，GI 值为 70 及以上就算是高 GI 食物了。我把无麸质煎饼（荞麦预混合料）也列入了，是为了说明"无麸质食物"不一定就是好的。如果你没有麸质不耐受的话，那么从中获利的就主要是食品工业。很多食物只含有很少的碳水化合物，甚至完全不含，包括鸡蛋、番茄或者说大多数蔬菜、绝大多数坚果、肉类和所有脂肪。它们也不会对血糖产生什么影响，因此没必要看它们的 GI 值。橙汁和可乐的 GI 值较低，因为它们的碳水化合物中有很大一部分是果糖，果糖进入肝脏，不会影响血液中的葡萄糖含量。

虽然我已经不再喜欢吃土豆，而且基本不吃土豆了，但是纵观全局，我觉得土豆也没有那么十恶不赦。我有个小建议：如果你爱吃土豆，最好选糯土豆，糯土豆不会使血糖上升得那么快。而且做好以后最好冷却一会儿，因为这样会产生一种人体消化不了的"抗性淀粉"，它可以作为肠道细菌的食物。

就白米饭而言也是一样。从 GI 值来看，米饭和土豆一样都不怎么招人待见。无论是吃多了土豆还是吃多了米饭都会导致发胖，并增加糖尿病患病风险。而且有些种类的大米比其他种类更糟糕。例如茉莉香米的 GI 值（109）就高得吓人，甚至都超过了纯葡萄糖。我猜测，可能是因为高浓度的葡萄糖溶液会在胃里短暂停留，使得消化放慢了一步，而茉莉香米直接就从胃里"窜"了出去并被快速消化。如前文所述，印度香米要好得多。印度香米的 GI 值位于中间范围内，这是因为其中的淀粉含量与其他种类稍有不同。我个人只在吃寿司的时候吃点米饭，而且量很少。寿司的好处就在于寿司中还有海苔和鱼肉，并且要蘸米醋，这些将寿司整体的 GI 值降至 50 以下。（每一种酸都能延缓胃肠道排空，这能使 GI 值降低。醋如此，柠檬汁和酸面包也是如此。）

我基本不怎么吃白米饭，还有一个原因在于大米中往往含有砷。水稻这种作物会像海绵一样大量吸收水和土壤中的致癌物质——砷。这种作物在这方面真的太厉害了，以至于人们在它的"帮助"下都可以给一块被污染的土壤"消毒"。可惜，有毒物质会存留在稻米中。大米中确实含有一定量的砷，而且野生米和糙米也不例外（白色的印度香米含砷相对少）。这不是散播焦虑，更不是危言耸听，而是被研究明确证实过的。在我看来，米饭就不应该作为一种主食，而是偶尔出现在配菜中就行。孕妇和小孩尤其不能大量摄入。米饼、米粉、米做的点心和零食也有可能含砷——最好别吃！给小孩子喝的米粥也要多加留意。除此之外，米奶也不适合婴儿食用。

烹饪方法在其中也起着一些作用。长久以来，我对大米的处理方法都很不好：我在不淘米的情况下将大米和两倍量的水一同放入锅中，用小火煮至沸腾。在这种方法下，砷都留在大米里了（用电饭煲煮也是大同小异）。直到有一天，一位印度朋友教了我一个更好的方法：首先将大米用流水彻底清洗，一直洗到水清为止。然后用较多的水将大米煮开，就像煮意大利面一样，煮熟了以后用漏勺捞出来。大量的水将米中大约一半的砷都"洗"了出来。

总的来说，面条要比大米好。面条的 GI 值也比大米和土豆都低。面条由一种特殊的蛋白质网组成（回想一下，是麸质！），包裹着碳水化合物，能够延缓消化，全麦面条尤其值得推荐。不过，虽然我很努力，却始终没能吃惯全麦面条（但是一半全麦面条和一半白面条掺在一起真的很好吃……）。

延年益寿的"冠军"：豆类

在所有的高碳水食物中，有这么一个特殊种类，从纯健康的角度来看，其他一切食物和它们比起来都显得暗淡无光，但这种食物却偏偏不怎么受我们喜爱。没错，我说的就是豆类，主要包括扁豆、菜豆、鹰嘴豆、豌豆等（在植物学中，花生属于豆科植物，也是非常值得推荐的食物）。

扁豆，我的天啊！我以前基本不吃扁豆，但现在经常吃，而且每次把它们放入水中浸泡的时候，我都要瞅一眼，确保我的太太看不见我，然后我会给这些扁豆鞠上一躬，没错，我对它们的喜爱之情无以言表。但我不会像地中海地区的人们一样吃那么多的扁豆，这只是因为我还缺一份好的菜谱。如果你有什么推荐的话，就请发

减肥、抗老、免疫

我吧！

所有的豆类食物不仅 GI 值很低（大多数都不到 50），而且还富含膳食纤维，并且还是优质的植物蛋白来源——有的豆类每克所提供的蛋白质甚至比一块鲑鱼排还多，可能这就是豆类被很多研究证实为"瘦身帮手"的原因。另外，豆类的饱腹感还很强。

由于豆类的 GI 值极低，它们也属于胰岛素抵抗和糖尿病患者最好的碳水化合物来源。我们要鼓励糖尿病患者多吃豆类，几个月后他们的糖化血红蛋白就会降低，而且其血压、心率和胆固醇水平都会降低，许多老年病的患病风险也会随之下降。

我上中学的时候曾经在美国交换学习一年，住在加利福尼亚州的一个墨西哥裔家庭。那是我这辈子第一次那么频繁地吃豆子。有意思的是，生活在美国的墨西哥裔以及其他拉美裔居民中，患慢性疾病（包括几种常见的癌症）的人明显更少，这主要归功于他们对豆类的偏好。对于这个问题，有人猜想，是肠道细菌将豆类的纤维素转化成了抑制炎症的脂肪酸。因为这种脂肪酸的一部分会进入血液，所以它们差不多能在全身各处抑制炎症，并以这种方式预防癌症和其他疾病。

西班牙纳瓦拉大学的一次尝试证实了这个猜想，至少原则上是这样。科研人员给受试者提供的饮食中包含每周四份豆类食物，有菜豆、豌豆、鹰嘴豆和扁豆。这份饮食不仅帮他们减轻了体重，而且还减少了几种炎症物质的数量，其中就包括一种名为"C 反应蛋白"（C-reactive protein，CRP）的蛋白质。C 反应蛋白在机体出现感染时由肝脏产生，这种蛋白质会追踪凋亡细胞、死亡细胞和一些细菌，从而促进免疫系统的巨噬细胞进行吞噬，对急性炎症来说很有帮助。但是如果 C 反应蛋白水平持续升高的话，就说明免疫活性在持续增强，这会对身体造成伤害。

正如第二章所述，出现慢性全身性炎症是步入老年的一个主要标志。正因为如此，豆类才被认为具有抗衰老功能。在一项研究中，一个跨国科学家团队分析了 70 岁以上人群的饮食习惯，这些老人分别来自不同的国家，包括希腊、日本、瑞典等。他们要探究的问题是，尽管这些国家的居民饮食习惯各不相同，但能否从中找到一个共同的长寿因素？

这些科学家真的做到了。鱼类和橄榄油也再一次彰显了它们的积极作用。然而，在所有被调查国家中，与长寿联系最紧密的一类食物是豆类，再次说明食用豆类可能会延长寿命。从纯统计学的角度来看，每天仅需摄入 20 克豆类，死亡风险便可降低 8%。

除了这项研究之外，值得注意的还有一点，在世界每一个拥有较多超高龄老人的地区，豆类都是这些老人餐桌上的常客。例如，加利福尼亚州的基督复临安息日会信徒就会每天吃菜豆、扁豆或者豌豆。然而，冲绳人则更习惯吃大豆。

虽然这仍然只是一项观察性研究，但的确是一项一致性很高的研究——豆类的作用不仅在不同国家和地区中得到了凸显，而且每一种豆类食物都有作用。冲绳岛或者说整个日本（人均寿命最高的国家之一）的人都很爱吃豆制品，包括豆腐、纳豆和豆酱（全都是由大豆做成的食物）；瑞典人则爱吃黑豆和豌豆；地中海地区的人偏爱白豆、扁豆和鹰嘴豆，比如鹰嘴豆泥（鹰嘴豆泥的 GI 值为 6，顺带提一句，没有什么比自制的鹰嘴豆泥更好了，可以查看我最爱的食谱[1]）。

---

[1] 这是我大学同学的豆泥食谱，最重要的是要挑选好的芝麻酱，接着就可以动手做了，将 6 勺芝麻酱、350 克泡软的雪莲子、一颗柠檬榨的柠檬汁、1 ~ 2 瓣大蒜和茴香用搅拌器搅拌，最好再加点香料，搅拌后淋上橄榄油。

减肥、抗老、免疫

虽然豆类做成的各种食物和菜肴味道各不相同，但一经消化，各种豆类和豆制品就会产生同样的积极功效。上述多国研究的科研团队评价，当人们步入老年后，豆类甚至能从饮食角度帮助人们延年益寿！

碳水化合物：小结与建议

那种让你多吃碳水化合物的"官方"建议其实是没有可靠的科学依据的，尤其是在现在这种久坐的生活方式下，像土豆和白米饭这类常见的碳水炸弹，吃多了非常不好。

对于患有胰岛素抵抗的人来说更是如此。低脂、高碳水的饮食对他们并不友好，患胰岛素抵抗的人最适合吃低碳水食物。不仅如此，低碳水饮食对所有人都大有裨益。

一般来说，起决定性作用的不是碳水化合物的相对数量，而是质量。糖是最不好的一种碳水化合物，特别是工业加工的液体食品，如可乐、雪碧和其他所有的含糖饮料。如果经常大量喝饮料，那么不断摄入的果糖会导致脂肪肝，进而导致胰岛素抵抗，最终难免出现肥胖及各种老年病。（记住，糖类是一对"双胞胎"，不仅有被肝脏吸收并转化为脂肪的果糖，也有进入血液的葡萄糖，会分泌胰岛素，而脂肪肝和胰岛素过量分泌这两点应该是糖类最主要的坏处。）

纯"葡萄糖炸弹"——白面包、土豆、白米饭、白面条，虽然不算太糟糕，但是我们吃得也过多了。这些食物会提供大量的热量，却只有很少的营养物质，除此之外它们还会使血糖水平迅速上升。

白面条消化得稍微慢一点，因此它不会使血糖和胰岛素升得太高。你可以吃面条，但是白面条依然很缺乏营养物质。要解决这个问题，除非你能适应全麦面条。

　　酸面包也比较友好。首先，酸会延缓消化；其次，做酸面包的

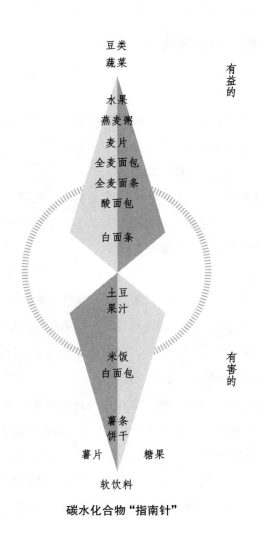

碳水化合物"指南针"

面粉往往不会磨得太细，酸面包中含有更多的维生素、矿物质和膳食纤维（种类高达上千种）。

过去几年，对面包、小麦和麸质的全面批判已经成为一种流行趋势。这场论战虽然目的是揭示真相，但是人们射歪了，没射中靶心。靶心应该是：少吃加工碳水化合物，少吃快碳水化合物，少吃膳食纤维含量少的碳水化合物。全谷物食物总体来说仍值得推荐，其中不乏一些外来的全谷物食物。

除了水果和蔬菜，豆类也是非常优质的碳水化合物来源。吃完豆类以后我们的血糖水平上升得非常缓慢，而且豆类比土豆、米饭和面条含有更多的膳食纤维和蛋白质。土豆是增肥剂，而豆类有助于减肥。那些人均寿命最高地区（冲绳、基督复临安息日会和部分地中海地区）的人们都很爱吃豆类，无论是菜豆、扁豆还是豌豆，这绝非巧合。

第七章

民以食为天，

食以"饮"为先

"我所吃的那点东西，喝下去也行。"

这是一个同事经常对我说的一句话。我其实不太清楚他到底想表达什么意思，但当我想起他有多馋啤酒时，我就差不多理解了。本章主要探讨的是几种广受欢迎的饮品及其对健康的影响，包括奶、咖啡、茶和酒（软饮料和果汁已经在第四章中提及）。对于饮品，我们需要注意一点，平时大家认为的"健康饮品"往往并没有想象的那么健康，有些被大家忌讳的饮品也没想象的那么不健康。

奶

奶是一种比较复杂的饮品，针对它的研究结论也是褒贬不一，我们很难做出确切的评价。如果你想先听听我的个人观点，我可以告诉你：以前我经常喝奶，但我现在不怎么喝了。

乍一听你可能会吓一跳。尽管近年来出现了一些针对乳品的质疑声，但是它在人们心目中的印象自始至终都是比较好的。退一步讲，如果你回看一下上一章中的图6.2，也就是对法国那项大型Meta-Meta分析的总结，你就会发现，过去几十年多数研究对奶的评价是中立的，还有不少研究持积极态度，只有很小一部分是消极评价。然而，为什么我的态度那么保守呢？因为在这件事上，我有正当的理由去质疑它的"高大形象"，也有理由去质疑上述 Meta-Meta 分析的可靠性。

第一，我们看过的很多研究，表面上是为了让我们对乳制品有一个"客观"的认知，但实际上却受着乳制品行业的资助。当然，虽然某些行业会出于某些特殊利益去资助科研人员的工作，但不乏一些科研人员面对这种情况依然能够做出客观公正的判断，可惜只是"一些"，不是所有，很多科研人员显然无法做到这一点。纽约的营养学专家玛丽昂·内斯特莱抽样调查了 168 项与产业相关的研究，证实了其中有 156 项（高达 93%）研究最终得出的结论都与赞助商的利益相吻合。另有研究表明，只要赞助商（制糖业、乳业等）插手某项研究，那么这项研究取得"有利"结论的概率就会立刻提高 4 ~ 8 倍。

当然，这本身并不能证明奶就不健康了。它太可怜了，它的确是发达工业社会的产物，也的确有一些科研人员在有意无意间收受了贿赂，但这也不是奶的错。虽然有这些情况存在，但奶可能依然是很健康的食品。可惜，越来越多的研究表明，事实并非如此（这些研究发表的时间太短了，所以它们没有被收入法国的那项 Meta-Meta 分析中）。

为了对奶做出评价，我们从已有的一些动物蛋白的背景知识出发。对于我们平时常喝的牛奶，如果夸张地说，它是一种动物"涡轮增压"蛋白浓缩物。我们可以将喝奶与喝果汁进行类比，喝牛奶就像是有人在给我们注射氨基酸：氨基酸被注入血液后，激活所有由分子构成的"生长开关"，也就是我们已经认识了的胰岛素、IGF-1 和 mTOR（激活 mTOR 的基本前提是细胞内有充足的自由漂浮的氨基酸）。

换句话说，奶是一种成长型饮品。对，它完完全全就是一种成长型饮品。这一点本身不是坏事：对于一个想要快快成长的小宝宝来说，母乳是最理想的食品，出生几个月的宝宝只需要吃母乳，不需要任何别的食物。

但特殊之处在于，我们人类和其他动物不同，我们一直到成年都还在喝这种宝宝需要喝的成长型饮品。还有一个特殊之处是，我们倒入杯中的并非母乳，而是另一个物种的奶。这一点不仅是特殊之处，而且很重要，因为牛奶中含有的蛋白质几乎是母乳的三倍之多（每100毫升牛奶中约含3.4克蛋白质，每100克母乳中约含1.2克蛋白质），含有的钙元素是母乳的四倍之多。由于这个原因，一个小宝宝需要足足180天，体重才能翻一番，但是一个小牛犊只需要40天。所以作为成年人，我们喝牛奶，实际上是在一个不会生长的人生阶段喝一种超级成长型饮品。但有一点是铁律：过量的生长因子会加快人的衰老进程。

放眼全球，有很多成年人完全不能消化奶，因为他们的肠道消化不了奶中含有的一种糖——乳糖。婴儿时期，我们能消化乳糖是因为那时小肠里有一种基因很活跃，这种基因能促进一种名为"乳糖酶"的消化酶合成。乳糖酶会在小肠中对乳糖进行分解，分解后乳糖就可以被肠道吸收了。在出生后的第一年，大多数人体内的乳糖酶基因会逐渐减少，直至消失。这种情况在很多亚洲人（中国人、日本人等）身上尤其明显。因此，数以百万的亚洲人成年后只能消化一点点奶。

在德国，大约有15% ~ 20%的人患有乳糖不耐受，这些人只能消化一点点乳糖，有的甚至完全不能消化乳糖。由于他们一喝奶就

减肥、抗老、免疫

会腹胀或者腹泻，因此只能被迫放弃喝奶。

乳糖不耐受的现象倒是抛出了一些有意思的问题：乳糖不耐受的人该怎么办？如果奶对我们或对于膳食平衡来说真的很重要，那我们是不是要担心那些乳糖不耐受之人的健康状况？他们会不会缺乏蛋白质、钙和其他营养物质？不喝奶可怎么活？但是鉴于绝大多数人不喝奶也能活，我们更倾向于问：不喝奶会让他们的生活质量变差或者很差吗？不喝奶会不会患上一些特定的疾病（比如软骨病）？

答案是：非也。而且在很多方面，不喝奶的人反而过得更好。如果乳糖不耐受使你喝不了奶的话，那你患肺癌、乳腺癌、卵巢癌等癌症的概率可能反而降低了。由于癌细胞的生长会受到胰岛素、IGF-1和 mTOR 等的刺激，所以上述研究结果也具有生物学机制上的意义。

然而，以上内容始终只涉及奶对健康的间接影响。奶和老年病患病风险或死亡风险之间更具体的联系才是更有说服力的。可惜，针对这个问题，长期以来都没有可靠的研究。

直到几年前，瑞典的一个科研团队才开始深入探究奶与过早死亡之间的联系，而且该团队没有受到乳业的资金支持。这项研究的受试者包括十万余名瑞典人，研究结果 2017 年刊登在世界权威营养学杂志《美国临床营养学杂志》（*American Journal of Clinical Nutrition*）上。研究结果显示，那些爱喝牛奶的人，其死亡风险比很少喝牛奶的人高 32%（确切地说，对比的双方分别是每天至少喝 2.5 杯牛奶的人和一周喝牛奶不超过 1 杯的人）。但也有一个特例值得我们注意，所有的发酵乳制品都将这一负面影响逆转了过来，即喝酸奶或吃奶酪的人有可能寿命更长！

如果我们关注的是其中的因果关系的话，那么究竟是什么造成了上述差异？为什么多喝未发酵的奶会不利于身体健康，但吃经过发酵处理的乳制品却对健康有益？酸奶和奶酪中明明也富含动物蛋白呀。

虽然这些研究结果看似已经比较一致了，但其背后的"作用机制"依旧是个未解之谜。有一种猜想是，酸奶和奶酪中的乳酸菌对肠道菌群有益，而且它可以抑制奶中的蛋白质及其他物质对身体的不利影响。

另一个同样具有争议的猜想是乳糖本身就是问题的一部分，更确切地说是半乳糖。乳糖是一种由一分子葡萄糖和一分子半乳糖组成的双糖（就好比砂糖是由一分子果糖和一分子葡萄糖组成的）。而属于单糖的半乳糖似乎是一种特别喜欢黏附在人体蛋白质结构上的分子，简直像一种生化黏合剂。身体组织被粘连在一起，就会变得越来越僵硬——没错，也就是老化。也正是由于这个，半乳糖这个"超级黏合剂"甚至被应用于动物实验中，用于研究衰老进程，即：经常给小鼠注射半乳糖会加速其衰老进程，导致的后果包括慢性炎症、脑萎缩和早死亡。

让人备感恐慌的是，在动物实验中，导致小鼠衰老进程加快的半乳糖剂量换算到我们身上仅仅相当于一天摄入 1 ~ 2 杯奶（但关于半乳糖的猜想也不能说明一切，因为酸奶通常也含有等量的半乳糖，只是奶酪中的半乳糖稍微少一点）。

就当前的研究来看，不管哪种说法是正确的，每天喝 1 ~ 2 杯奶都是一个上限，超过这个量就会对身体健康造成危害，至少对女性来说如此。男性也许可以多消化一点（3 杯）。最新的研究表明，如果一个人每天喝 3 杯甚至更多的奶，并且基本不吃水果和蔬菜（每天少于 1 份），那么他的死亡风险会更高。这种情况下，死亡风险会增加 179%。

＊　＊　＊

　　我不是要故意诋毁乳品，恰恰相反，我之前特别爱喝奶，而且总是喝很多。特别是在看了法国的那项 Meta-Meta 分析之后，我就觉得那些对乳品做出消极评价的研究都是有争议的。但是，我越来越发现，基本上所有对乳品做出积极评价的研究都得到了乳业的资助，每看到一项这样的研究，你就能八九不离十地猜到，它肯定又受到了乳业的资助。于是，我才越来越怀疑，越来越困惑。

　　为了消除争议，近年来又出现了一个野心勃勃甚至极具攻击性的"反乳品阵营"，使得局面愈加复杂。他们不遗余力地歪曲各种研究结果，作为他们"妖魔化"乳品的理论支撑。我其实不明白为什么营养学领域有那么多人甚至专家会觉得这种推诿扯皮是有价值的，因为在这种局面下我们不容易形成客观的认知。尽管如此，我还是觉得以下关于乳品的结论比较客观真实。

　　如果你不爱喝奶，那太好了，干脆别喝了。作为成年人，为了健康且充满活力地老去，我们并不需要喝奶。即便是出于有益于骨骼的考虑也不需要喝。诚然，奶中含有丰富的钙元素，钙元素对骨骼确实有益。但是研究表明，强健的骨骼是不需要太多钙元素的。超过 10 亿中国人成年后都压根儿不喝奶，但没有多少人坐在轮椅上终老，这更说明了一点，即使是为了骨骼强健，也不一定需要终身依赖喝奶。在欧洲，这一现象也得到了证实。此外，一项发表在权威刊物《英国医学杂志》(*British Medical Journal*) 上的瑞典研究表明，多喝牛奶往往与更多的骨折相关（顺带提一句，这项研究同时也表明喝牛奶与更高的死亡风险之间具有特定的关联，也再一次证实了酸奶和奶酪伴随着更低的死亡风险）。简单地说就是，我们不需要靠喝奶来强健骨骼；即使喝奶能补钙，我们也不需要靠喝奶来满足身体对钙元素的需要。因为有比奶更健康的钙元素来源，比如酸奶、奶酪、全谷物食物和绿色蔬菜，尤其是羽衣甘蓝和西蓝花。

如果你爱喝奶，那我的建议是，控制好量，最多每天两杯（有机牧场的牛奶是更好的选择）。开菲尔酸奶是很好的替代品。如果你泡麦片的话，那我觉得用酸奶代替牛奶更合适；如果你喝奶昔的话，我觉得用酸奶也很好。此外，你还可以把一杯奶换成一杯水、一杯茶或者一杯咖啡。

咖啡

多讽刺啊！人们广为称赞、大为推崇的奶竟然在严格意义上并不是什么特别值得推荐给成年人的饮品。而咖啡就不一样了，我们当中很多人总是视咖啡为有害饮品（特别是对心脏不友好），但咖啡实际上能降低死亡风险。最讽刺的一点是，咖啡主要是通过预防心血管疾病来降低死亡风险的。对，你没听错，每天喝 3 ~ 5 杯咖啡对身体很好，尤其是心脏和肝脏。除此之外，咖啡还与更低的患癌风险相关，如肝癌、乳腺癌和前列腺癌等。喝咖啡还能将糖尿病和帕金森病的患病风险降低 30%。

至于咖啡为什么有这种功效，我们就不得而知了，而且这个谜团是不可能在短期内解开的，因为一杯现磨咖啡实打实地由几百种物质构成。令人惊奇的是，咖啡的健康功效不是或者不只是咖啡因作用的结果，因为那些不含咖啡因的咖啡也被证实具有相同的功效。

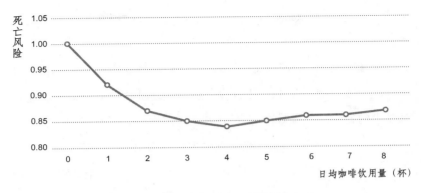

图 7.1　喝咖啡与死亡风险的关系

　　每天喝几杯咖啡能将死亡风险降低 15%，尽管作用不是很大，但毕竟有作用。一个咖啡杯大约可装 0.2 ~ 0.25 升咖啡。图 7.1 基于一项大型跨国研究中近百万受试者的数据。

　　这里不得不提几项有趣的新发现，不管是否含有咖啡因，咖啡都能抑制 mTOR 这一生长因子并激活细胞的自我清洁程序，而这又能促进细胞"年轻化"（详见下一章）。此外，适当地喝咖啡可以抑制那些随年龄增长而频发的有害炎症。也就是说，咖啡能通过多种途径起到抗衰老的作用。如果咖啡真的能对衰老过程产生好的影响，那么它能同时预防这么多老年病，也就不奇怪了。

　　值得注意的一个前提是，上述咖啡的健康功效主要适用于过滤咖啡。这一点与咖啡中含有的生物活性物质相关，其中有两种油状的脂肪样物质，分别叫咖啡醇和咖啡白醇。这两种物质会提高低密度脂蛋白胆固醇和甘油三酯水平，而这两种物质均为心肌梗死的风险因素。所以，这么看来也不是每一种咖啡都对心脏有益。只用滤纸的话，这两种物质还会遗留一些，所以过滤咖啡中也还是含有少量的咖啡醇和咖啡白醇。

土耳其阿拉伯咖啡则有所不同。制作这种咖啡时，人们会把咖啡残渣反复烹煮，其中一部分残渣还会随之被一饮而下，因此这种咖啡中的咖啡醇和咖啡白醇含量很高；用法压壶（又名法式滤压壶、冲茶器）做出来的咖啡，其含有的咖啡醇和咖啡白醇稍微少一些，人们会用一个钢丝滤网将咖啡残渣过滤掉，就连一小杯意式浓缩咖啡都含有很多咖啡醇和咖啡白醇。意大利的一项研究甚至对此给出了具体数据，数据显示，每天喝两杯以上不过滤的意式浓缩咖啡与更高的心血管疾病患病风险相关，如心肌梗死等。

总结一下，每天喝 3 ~ 5 杯过滤咖啡是值得推荐的。我想对各位意式浓缩咖啡发烧友说，每天喝一杯或最多两杯是可以的。但如果你经常喝咖啡，并且喝的时候不滤掉残渣的话，那我建议你，无论如何都不要再这样做了。

孕妇不仅应当少喝咖啡，而且还应当避免一切含有咖啡因的饮料，因为咖啡因很容易穿过胎盘到达胎儿体内，最终可能导致胎儿出生时体重过轻（有可能是因为 mTOR 和关键的生长过程被抑制了，当然这也只是一种猜想而已）。对于孕妇喝咖啡的标准应该是：每天最多一小杯。

茶

喝茶怎么样？茶难道不比咖啡健康多了吗？尽管人们经常听到

这样的论调，但是确凿的研究结果非常少。不过自从我查找资料以来，我每天都会喝 2 ~ 3 杯绿茶，我意识到绿茶是一种非常宝贵的东西。总的来说，我觉得茶和咖啡差不多，尽管没有关于绿茶的最新研究，我还是觉得绿茶可能更特别一点。总而言之，每天喝 2 ~ 3 杯红或绿茶能将死亡风险分别降低大约 10% 和 20%。但孕妇要小心一点，因为茶里也含有咖啡因。如果要喝茶的话，那就在上文咖啡建议量的基础上减半。

红茶和绿茶有什么区别？其区别与植物种类无关，植物种类相同，真正的区别在于采茶之后对茶叶的处理方式。绿茶的茶叶需要立即烘干，这些纯绿的茶叶中含有丰富的多酚。多酚是一种生物活性物质，这种物质可以帮助植物防御紫外线照射并抵御其他动植物侵害，摄入一定量的多酚对我们的健康大有裨益。

红茶是由和绿茶完全相同的茶叶制成的。然而，与制作绿茶不同，制作红茶时茶叶需经过发酵，这就破坏了茶叶的细胞结构。由于茶叶在这个过程中会接触氧气，因此会出现"氧化"现象，类似于铁生锈。茶叶在氧化过程中颜色会变深，多酚含量会降低，最初的绿色茶叶也因此变成了后来的红茶。

因为绿茶多酚含量更高，所以它可能比红茶更健康。绿茶中最重要的多酚叫表没食子儿茶素没食子酸酯（EGCG）。红茶中也含有 EGCG，但是含量要少得多。

E-G-C-G！有多少顽固的实验室科研人员一听到这四个字母就会眼前一亮啊，这也没什么奇怪：人们可以在培养皿中用 EGCG 创作出最惊艳的艺术品。例如，我们可以用它来让各种癌细胞（膀胱癌、胃癌、肠癌、肝癌、肺癌、皮肤癌、前列腺癌……这里只列举其中的几个）停止生长。关于 EGCG 抑制癌症的证据已经在动物实验中被发现，且引起了巨大轰动。此外，科研人员在实验室培养皿中还发现，EGCG还能抑制IGF-1和mTOR等生长因子，并能很好地促进生化过程。

但是当人们走出实验室，走进医院，就瞬间会被泼一盆冷水。因为很遗憾的是，到目前为止还没有临床试验证明EGCG有助于抗癌或者治疗其他疾病。

不过倒是有很少的几次例外。例如，在一项小型实验中，科研人员把60位男性受试者分成两组。经提取组织样本发现，他们患前列腺癌的风险都有所升高（通过显微镜，科研人员有时可以观察到部分前列腺细胞中发生的变化，这种变化在某些情况下可以转变为癌症）。由于把安慰剂做成茶的形式实在太过烦琐，因此他们每天给所有男性受试者分发的都是3颗药丸。其中一部分人的药丸里含有绿茶萃取物，里面含有丰富的EGCG（大约相当于6杯茶所含EGCG的量），而另一部分人的药丸里什么相关成分也没有。一年后，他们的组织样本显示，对照组也就是拿到安慰剂的30个人中有9个人的癌症风险进一步增加，而得到绿茶萃取物的那一组，除了仅有的一人，其他所有人均摆脱了癌症风险的威胁，多么令人震惊！

希望的曙光似乎就在前方，可惜现实却给了我们当头一棒：这项结论至今都没有得到证实。不过也有好消息，一项最新的荟萃分析结论也指向了类似积极的方向：根据目前的研究，如果你每天喝7杯或更多绿茶，那么患前列腺癌的风险确实会降低。

起初，我会冲着EGCG及各种积极的研究结果去喝绿茶。现在，我只是觉得它好喝，而且微微泛着黄绿宝石一样的光泽，极具美感。所以，我几乎天天喝绿茶。

酒

我来自德国西南部莱茵兰 – 普法尔茨州的一个葡萄种植园家庭，我的曾祖父是种葡萄的，而且他的祖辈，凡是能追溯到的，全都是种葡萄的。后来我去慕尼黑上学了——没错，那里的人可以酿出几种绝佳的啤酒。

我在维尔茨堡附近的一个小村庄里写下这几行文字，这是我现在住的地方，我慢跑的那条小路穿过一片神话般美丽的葡萄酒产区。简而言之，我想告诉大家的是，无论是葡萄酒还是啤酒，或者说所有的酒类，只要控制好量，就是有益身体健康的。那么我们能控制好量吗？还是最终只是掩耳盗铃？让我们用尽可能理性的眼光来剖析一下现如今的认知。

目前，世界各地有数百项流行病学研究一致指出，少量或适量饮酒能降低心血管疾病的患病风险（但有一类人例外，这类人无法从饮酒中获益：烟民！）。

听到这句话，可能有不少人要斥责我。但是我们的确可以客观地说：彻底戒酒会使心肌梗死患病风险提高 30% 以上。诚然，这一数据对德国葡萄酒学院和德国酿酒师协会等机构有利，但是这一数据确实和它们没关系，它来源于一项由著名的伦敦大学学院（University College London）于 2017 年开展的大型非资助研究，研究的受试者为近 200 万英国人。

至于具体的作用机制，目前还不太清楚，但是有几种较为可靠的可能结果：饮酒可以使高密度脂蛋白胆固醇水平升高，可以"稀释"血液，从而降低血液凝块（形成血栓）的风险。此外，适量饮酒有助于提高胰岛素敏感度，降低糖尿病患病风险。但是如果饮酒过度，这种功效就会消失，并且适得其反产生严重的后果。让人出乎意料的是，适量饮酒可能还有助于预防年老时的智力衰退。

另外，适量饮酒可能会降低总体的死亡风险。相关数据显示，适量饮酒的人其寿命要比不饮酒的长。从这个角度来看，完全不喝酒意味着一种健康风险，这种风险伴随着更短的寿命。有明确的数据表明，女性每天喝 1 单位酒精，其寿命可能会增加 1.5 年；男性每天喝 2 单位酒精，其寿命可能会增加 1.3 年。以上数据来自瑞典著名高校卡罗林斯卡学院（Karolinska Institute）的一项研究，该研究同样没有受到任何资助。

好了，听起来怎么样？是不是挺好。这些数据确实挺对我的胃口。但是如果你明白上述的"1 单位"具体指多少，你可能就会觉得这些研究结果多少有点令人沮丧。上述"1 单位"其实就是 12 克酒精，相当于一听 330 毫升的啤酒、一杯 120 毫升的葡萄酒（约 1/8 升）或一杯 40 毫升的杜松子酒。

"1 单位"，听起来可能有点模糊，但是"单位"这个概念的好处就在于，它能让人们直观地体会到每种文化的标准酒杯所对应的酒精含量，从而按照这一标准制造每种酒的酒杯。这样，一杯啤酒、一杯葡萄酒和一杯杜松子酒的酒精含量就是相同的了（据说巴伐利亚州有些地方已经废除了这项标准）。

你也可以轻松地计算一下你最喜欢的酒里含有多少酒精。让我们用一种酒精含量 12.5% 的葡萄酒来举例。1 升也就是 1000 毫升葡萄酒中含有 125 毫升纯酒精。为了把这个量换算成克，我们需要用体积乘酒精的密度（0.8 克 / 毫升），也就是：125×0.8=100 克。也就是说，1 升葡萄酒大约含有 100 克酒精。啤酒大约含有 5% 的酒

减肥、抗老、免疫

精，那么每升啤酒中含有约 40 克酒精。

让我们暂且把这些客观事实抛在脑后，现在来总结一下各种研究结果：对于女性来说，能延年益寿的最优饮酒量是每天 6 克酒精，男性则可以多一点，最多 12 克。如果你想活到 130 岁，那就每天晚上喝 1 杯啤酒或者葡萄酒（女性减半）。我这里所讲的"最优饮酒量"指的只是统计学上的"最优"，多喝几克也无伤大雅，总体上还是有助于降低死亡风险。

但这还不是全部。适量饮酒最重要的健康功效就是降低心血管疾病的患病风险，因此上述结论要等到心血管疾病患病风险明显升高的年龄才能适用，也就是五六十岁以后。这也不是猜测，而是基于具体的数据。如果你还不到 50 岁，那么酒精并不能给你带来任何健康上的好处。在很多情况下它只会伤身，尤其是对经常酗酒的人而言。

直到现在，我才终于把理想的情况讲了个大概其。对于大多数喜欢喝酒的人来说，这个"理想的情况"也不是很理想。因此，我们来提个更现实的问题：我喝多少酒才不会损害健康？答案是：女性每天最多摄入 2 单位酒精，男性每天最多 3 单位。但凡经常超出这个界限很多的人，他们患各种疾病的风险就会提高，而且有时还会大幅度攀升，尤其是对那些平时饮酒适量但一聚会就大量酗酒的人。

过量饮酒首先会增加患癌风险，尤其是患口腔癌、喉癌和食管癌的风险。在有关酒类的荟萃分析中，范围最广的一项分析包括 572 项研究，该分析表明，若每天饮用酒精大于等于 4 单位（约 50 克酒精，相当于大约 1.3 升啤酒或 0.5 升葡萄酒），则患癌风险会增加 400%。傍晚时分，每当你为了饮尽瓶中酒而吃光一整盘花生米，却又因为吃了太多花生米而感到焦虑，你都应该想想上面的几个数字。比起花生米，恐怕过量饮酒的伤害更大（我有一个好朋友，他有时会趁着休息时一边抽烟一边煞有介事地向我解释碳水化合物及其他有毒物质的危害）。

饮酒在一定的界限内能预防疾病，超过了这个界限就会伤身。这个界限对女性之所以比对男性更低，是因为乳房组织对酒精和酒精的有毒分解物——乙醛尤为敏感（正是乙醛导致我们第二天早上醒酒后感到头晕恶心）。所以，即使少量饮酒也会使乳腺癌患病风险略微升高。

只是"略微升高"，听起来似乎没什么问题。但是一旦像乳腺癌这样的疾病高发，就有问题了。为了简明扼要地讲清楚真相，我举一个简单的例子：假设 10 000 人中有 10 人患某一种病。也就是说，假如我乐观地估计本书有 10 000 位读者，那么就有 10 位读者患了这个病。如果过量饮酒导致这种病的患病风险提高了 10%（基本相当于对乳腺癌的影响），那么 10 人的 10% 也只有 1 人。患病的读者只多了一个"而已"。

现在请你想象一下，这个病变得更为高发，10 000 人里有 500人都得了这个病。那么我们再在这个基础上提高 10%，新增的病例可就不止一人了。500 人的 10% 可是 50 人，也就是说，得这个病的读者增加到 50 人。

因为上了年纪以后，心血管疾病患病风险是比较高的，所以即使通过日常适量饮酒只将风险降低了一点点，也是大有裨益的；反过来，即使适量饮酒只将患乳腺癌的风险升高了一点点，也是有问题的。

有迹象表明，补充叶酸可以在一定程度上抑制乳腺癌患病风险的增加。酒精会抑制小肠对叶酸的吸收。叶酸属于 B 族维生素，对孕妇尤为重要。当然，孕妇是不能喝酒的，但是最好在怀孕之前的几个月就开始吃叶酸片，建议每天摄入400毫克。如果一个人经常饮酒，他的肝脏储存的叶酸会更少，叶酸更多地进入尿液中并被随之排出，因此饮酒常常会导致叶酸的缺乏。一些研究表明，经常补充叶酸可以降低女性因饮酒而增加的乳腺癌患病风险（与其他欧洲国家相比，德国女性摄入的叶酸比较少，平均每日约230毫克）。不过这当然不能作为肆意饮酒的理由和借口。

叶酸的英文名称"folic acid"源于拉丁语的"folium"，是"叶子"的意思。这个词告诉我们，绿叶菜是优质的叶酸来源，主要包括抱子甘蓝、罗马生菜和煮熟的菠菜。另外，肝脏、芦笋、扁豆、鹰嘴豆、菜豆、麦芽、西蓝花、牛油果和橙子等也是叶酸的优质来源。

最后再针对酒类说几句。除了量之外，如何饮酒也很重要。尤其是酒精进入身体的速度——你肯定早就注意到了，这个速度起着决定性作用。与其他所有摄入的热量不同，人体是不能储存酒精的。因此酒精必须尽快分解。由此，我们可以得出几个合理的"准则"：

● 每天喝2～3单位的酒精是可以的，但是不能工作日故意憋着不喝，把一周的量都积攒到周末一口气喝下去，喝得烂醉如泥。不能这样做。宁可每天适当地喝一点，也不要偶尔把自己灌得酩酊大醉。

● 有个好办法是每周1～2天不喝酒。这种做法至少有三个好处：其一，这样做可以"排毒"；其二，每天喝酒容易使你的酒量越来越大，即使越喝越多，你也不会觉得有什么不对；其三，间歇性停一两天可以让你不至于喝腻，一直都喜欢喝。

● 永远不要空腹喝酒。要一边吃一边喝，而且是慢吃慢喝。如果你更喜欢喝葡萄酒，那么喝的时候另外放一杯水在旁边：水可以用来解渴，葡萄酒能为菜肴平添一抹浓郁的香气。

● 最好别喝烈酒，除非你能做到一整晚只品一杯杜松子酒。喝烈酒最大的问题在于短时间内摄入了太多的酒精（而且通常还不怎么吃东西）。[①] 另外，加糖的鸡尾酒我一点儿也不沾。

还有个小建议，如果你倍感压力，或是情绪伤感低落，那就不要喝酒。你应该去跑步或者去举壶铃，即使这是你最不想做的事。如果你因为情绪伤感低落就去喝酒，那么这往往会让你变得更低落。俗话说"酒后吐真言"——酒精会让我们汹涌澎湃的内心世界表露出来，跑步或运动能驱赶内心的阴霾。我敢向你保证，只要你慢跑（其他任何能提高心率、促进排汗的运动都可以），用不了 40 分钟，你就能感觉宠辱皆忘，脱胎换骨，状态良好，甚至还能喝上一小杯酒。

---

① 这些是和酒文化或饮酒习惯有关系的。例如地中海地区（如希腊、意大利、西班牙等）的饮酒文化就被证实对身体有益，可以降低死亡风险。

减肥、抗老、免疫

第八章

走进脂肪世界：

以橄榄油为例

抗衰老物质之雷帕霉素

在苍茫浩瀚的南太平洋上，在智利与新西兰之间，在遥远的地球另一端，复活节岛这座火山岛矗立在海平面上。这座岛因其神秘的石像——摩艾石像而闻名。这些石像有高数米的巨大头部，它们的存在是为了表达人们对首领的崇敬与缅怀。先人虽早已逝去，但他们仍然以一种超然的方式存在，他们的石像是连通古今的一曲不朽赞歌。

与摩艾石像相比，有一种东西虽然鲜为人知，但同样值得我们关注，那便是人们在几十年前的一次科考中在复活节岛的土壤中所发现的一种细菌。经多次研究发现，这种细菌会分泌一种物质，人们将这种物质命名为"rapamycin"（雷帕霉素），这一名称由"*Rapa Nui*"和"*mykes*"组合而成，前者是复活节岛原住民对这座岛的称谓，后者则是一个希腊语单词，是真菌的意思。顾名思义，雷帕霉素具有抗真菌的作用。

但是雷帕霉素的功效可不仅限于此。2009 年，科学杂志《自然》报道了一项实验，来自全美不同实验室的三个科研团队开展了这项极具学术严谨性的大范围实验，实验证实，只需注射一剂雷帕霉素便可延长小鼠的寿命，最高可延长 15%。所有实验结果的一致性令

减肥、抗老、免疫

人印象非常深刻。无论是雌性小鼠还是雄性小鼠，其寿命均有所延长，分别为 14% 和 9%。雷帕霉素在不同基因、不同品种的小鼠身上都起到了抗衰老的作用，而且似乎很有前景：即便是在小鼠已经活了 600 天的时候再注入雷帕霉素，它也能延长小鼠的寿命。小鼠的 600 天换算为人类年龄相当于已经活了 60 岁。这证明人的生物钟在生命后期也可以被"拖住"，而且这个时间点没准儿还是个很合适的时间点。发现雷帕霉素是《科学》杂志 2009 年最重大的突破之一。

后续的实验和研究也都证实了雷帕霉素有抗衰老功效。到目前为止，人们在所有已经实验过的生物体身上都看到了雷帕霉素延长寿命的作用，从酵母菌到苍蝇，从蚯蚓到小鼠。显然，雷帕霉素触碰了衰老进程中的重要开关。在小鼠身上，雷帕霉素不仅能预防癌症，而且能预防一系列其他典型的老年疾病，如动脉硬化和阿尔茨海默病。既然能同时预防多种老年疾病，就意味着雷帕霉素能干预并延缓衰老进程。但是这是如何实现的呢？

我们对 mTOR 这个具有很大影响的蛋白质分子已经不陌生了，前文提及了很多遍。提醒一下，如果说我们的细胞里有个相当于"建筑指挥官"的存在，那么它就是 mTOR。如果有足够的"建筑材料"（氨基酸和能量）可供使用，那么作为细胞的"建筑指挥官"，mTOR 会发出生长和分裂的指令（这也让我们理解了为什么在很多种癌症发生时 mTOR 活性会提高）。如果原材料的供应比较匮乏的话，mTOR 的活性就会降低——代谢缓慢时，生长需要"等"。mTOR 会让细胞进入"停工"状态。

然而，细胞在危难时刻绝不会坐以待毙。在缺乏营养的情况下，细胞会开始消耗它所积攒的细胞碎片（即破损的细胞器和蛋白质分子）。细胞在一定程度上与我们无异：只有在陷入重大危机且别无选择时，它才会减少浪费，才会发现回收再利用的好处。

这种清理行动被称为"自噬"。细胞自噬已被证明是一个对身体非常有益的过程。随着年龄的增长，越来越多的分子废物堆积在细胞内部和细胞周围，它们会阻碍细胞工作，破坏细胞的功能，甚至摧毁细胞（阿尔茨海默病和帕金森病很可能就是源于这种情况）。细胞通过自我清理清除掉一些废物，这在一定程度上将生物钟往前回拨了一些，让细胞变得更有活力。

雷帕霉素就是在这里产生作用的。雷帕霉素抑制 mTOR，而这也正是 mTOR 名称的由来。mTOR 的英文全称是 mechanistic target of rapamycin，即哺乳动物雷帕霉素靶蛋白。正如我们所知，延长某一动物寿命最有效的方法是饥饿疗法。对热量的限制降低了 mTOR 的活性，增加了细胞自噬的"胃口"。控制热量的另一个好办法是在大吃大喝的同时服用雷帕霉素。雷帕霉素进入身体细胞中，附着在 mTOR 上。即使不缺乏营养，也会使 mTOR 失活。雷帕霉素就好像是在"诓骗"细胞，对它说：斋戒节到了，然而事实上我们吃得很饱。结果就是细胞"停工"，开始自噬。

换句话说，要是没有那些令人不太舒服的不良反应，如免疫力降低、胰岛素抵抗、白内障（晶状体浑浊）以及睾丸萎缩，雷帕霉素听起来真是一种完美的抗衰老药物。但很多人根本不把这些风险和不良反应当回事，他们觉得，比起延年益寿且免受癌症与阿尔茨海默病困扰，睾丸萎缩是多么微不足道。然而，事实上，目前根本没有人知道雷帕霉素如何影响人类，何种剂量才能影响人类。

但是，我们也许可以在没有上述不良影响的情况下用自然的手段干预（温和地抑制）mTOR，并且这种猜想是有理由的。至于怎么完成，我想你心里大概已经有了答案。对，没错，就是通过饮食来完成。说到这里，我们就来到了三大主要营养物质中的最后一个——脂肪。

之前我已经提到，虽然"脂肪恐惧症"大行其道，但科学证明我们没有任何理由"谈脂色变"——我们摄入的脂肪既不会使我们发胖，一般也不会给我们造成什么伤害。在我为了寻求饮食指南而搜集资料的过程中，这件事是最令我震惊的事情之一。

对于患有胰岛素抵抗的人来说，高脂肪饮食比传统的低脂饮食更有助于减肥。除此之外，为了避免摄入脂肪，我们有时会用快碳水化合物来代替，如土豆、米饭和白面包，但实际上很多高脂肪食物比这些快碳水化合物要更健康。我必须强调一下，说这些不是为了挑战权威，而是对过去几十年人们所获得的认知做一个清晰简短的总结。顺便提一句，我现在也比以前摄入了更多脂肪（而且我变瘦了，感觉更好了）。

在所有这一切中，mTOR 扮演着关键角色。我们已经知道，三大主要营养物质中，蛋白质（氨基酸）是激活 mTOR 的重要物质。其次是葡萄糖和胰岛素——这也说明了高 GI 值的高碳水食物是不健康的，如土豆、米饭和白面包，因为它们会加快衰老进程。当然，脂肪也能提供 mTOR 所需的能量。但作为一项不变的法则，我们可以说，三大主要营养物质中，能让 mTOR 相对"安静"的首先是低 GI 值的碳水化合物（即慢碳水化合物，如豆类），第二就是脂肪。

无论是通过上述方式还是其他方式摄入，许多高脂肪食物都是非常健康有益的。我们应该多吃！比如优质橄榄油、坚果、牛油果甚至脂肪（可可脂）含量高于 50% 的黑巧克力，还有大有裨益的 ω-3 脂肪酸，它主要存在于高脂肪鱼类中，包括鲑鱼、鲱鱼、鲭鱼、沙丁鱼和鳟鱼。此外，全谷物食物、奇亚籽、亚麻籽、核桃和菜籽

油中也含有 ω-3 脂肪酸。另外，ω-6 脂肪酸也有益健康，主要存在于葵花籽和葵花籽油等食物中。

脂肪是本章的主题。接下来我们会讨论优质健康的脂肪酸与高脂肪食物。我担心这些内容会让你震惊到把嘴里的水喷出来。如果你在阅读本书的过程中时不时就停下来，饥肠辘辘地冲进厨房，那我绝不会觉得惊讶。还是那句话，我保证，你读完关于脂肪的这三章之后，一定会摆脱"脂肪恐惧症"。你以后吃脂肪会比以前任何时候都多，而且你也应该这样做。

橄榄油：是"心脏杀手"还是"液体黄金"

如果没有橄榄油，地中海饮食会变成什么样？橄榄油，被古希腊诗人荷马称为"液体黄金"，它的美好却不只停留在唇齿之间。橄榄油对我们整个身体都是良药。例如，西班牙关于地中海饮食的那项研究（见第三章）的科研人员最近以新的视角再次研究分析了相关数据，并得到一个惊人的发现：那些被幸运地分在橄榄油组的女性每周得到 1 升高质量的橄榄油，与对照组相比她们患乳腺癌的风险降低了 68%。在某一特定范围内，我们甚至可以得出相对清晰的相关关系：一位女性每天摄入的橄榄油越多，她患乳腺癌的风险就越低。鉴于乳腺癌是一种相对高发的疾病，这一发现具有重要意义。

听起来真让人充满希望。但先别急着和荷马站进同一队列，我们应该先讨论一个普遍存在于人们心中的忧虑——即便橄榄油中的脂肪真能预防乳腺癌等一系列疾病，但它同时也能促使血管堵塞

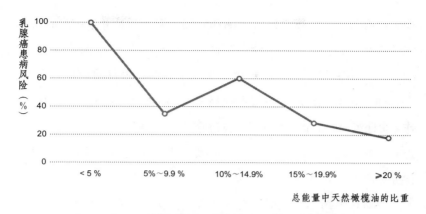

图 8.1　每日总能量中橄榄油比重与患乳腺癌风险的关系

橄榄油摄入量越多，患乳腺癌的风险就越低：摄入橄榄油较多的女性（每日摄入总能量的 20% 以上来自橄榄油）与摄入橄榄油最少的女性（每日摄入的橄榄油占总能量的比例小于 5%）相比，其患乳腺癌的风险降低了大约 80%。

（就好像是水槽里的水管被大量的油脂堵住了一样）。低脂主义者就是这样论述的，这些人多为顽固的素食主义者。他们的理由很充分：没错，地中海饮食的确很健康。但那是因为地中海饮食中包含大量的水果、蔬菜、豆类和全谷物食物，和橄榄油一丁点儿关系都没有。反之，如果不加橄榄油，那地中海饮食就会变得更加健康！

坚持这个立场的一位知名代表人物是美国的心脏病专家小考德威尔·埃塞斯廷。数十年以来，曾经因寻医问药无果而失去希望的一批心脏病患者经他诊治后又重拾了信心。埃塞斯廷让这些患者严格摄入绝对低脂的素食，即：没有肉，更确切地说是没有动物性食物，没有奶、没有蛋、没有黄油和奶酪。埃塞斯廷和这些患者一起吃纯素食，包括全谷物食物、蔬菜、豆类和水果。他建议大家不要吃坚果和牛油果，因为脂肪含量太高了。但是最最重要的一条是：没有油。埃塞斯廷多次在报告中强调"一滴油都不能有！"。他的著作《饮食革命：心血管疾病的预防和逆转》也值得一读，在书中他也提到了这一点。他说："每一汤匙油都会像烤牛肉中的饱和脂肪酸一样大大增加患心脏病的风险。"

我对埃塞斯廷医生佩服得五体投地。执行他那钢铁般严格的食谱绝非易事，谁要是能坚持下来，就能看到这套食谱带来的"奇迹"。这是一份保护心脏的饮食，虽然埃塞斯廷将它的显著功效详尽记录了下来，但是严格意义上讲它不是科学研究（例如他未曾设置对照组，尽管有几项严谨的实验从趋势上证明了埃塞斯廷的发现，但是大多数科研人员出于上述原因依然对他不予理睬）。

如埃塞斯廷记录的那样，有一些病人已然是"离死比离生更近"。但是，在改变饮食短短几周到几个月之后，基本上所有人都得到了很大改善。他们当中的很多人已经能够在胸不痛、气不短的情况下走路甚至做运动了。X光片显示，很多病人此前严重的血管损伤如今都恢复效果惊人（见"引言"图 0.2）。

由于我也曾经受到这种症状的困扰，因此我也逐渐转变了饮食习惯，以素食为主。一开始只是试试看，到后来就长期执行了。我可不能变成埃塞斯廷的那些病人。有生以来第一次，我的盘子里装满了五颜六色的沙拉，装的都是菠菜叶、西蓝花、胡萝卜、西葫芦、洋葱、抱子甘蓝、菜豆和我最爱的扁豆。直到今天，我都一直在尝试尽可能多吃蔬菜，效果时好时坏。

当然，我反复问自己，什么才是让我康复的关键因素（很可能

减肥、抗老、免疫

所有措施都是）。无论如何，我可以向你保证：这"一揽子"措施真的起效果了，而且速度奇快。转变饮食三四个星期之后我就觉得舒服多了，这是我在像慢跑这样的"测试"中注意到的。我发现自己心脏不得劲儿的情况明显好转了。虽然后续一直持续了几个月，甚至持续了一年多，我的心悸症状才完全消失，但可喜可贺的是，我从此以后再也没有心脏不得劲儿的症状了，仿佛瘟神被彻彻底底地送走了。而且，让我印象深刻的是，我再也没有在夜间发生心脏不舒服等毛病。我想，一定是我身体里的什么组织或器官从根上变好了。

但有一点很清楚：戒掉脂肪应该没起到什么作用。因为我现在摄入脂肪明显比以前更多，当然我吃的几乎都是健康脂肪。更重要的是，我每周吃更多的坚果、橄榄油、纯天然花生酱[1]、高脂肪鱼类、亚麻籽、奇亚籽以及黑巧克力。此外，我还吃牛油果（有一段时间我系统地尝试减少脂肪的摄入，从我的症状来看并没有发现任何不同）。

基于我的个人经验，或者对本书更重要的是，基于所搜集的相关研究结果，我坚信，埃塞斯廷的饮食方法之所以能保护心脏，不是因为他淘汰了很多种优质脂肪。反之，他只是"碰巧"这么做了而已。那些关于坚果的好处的研究尤其具有可信度和说服力。在这一点上，埃塞斯廷一定错了。你应该每天吃一把坚果，不一定非得是核桃，花生也值得推荐。

牛油果也是值得推荐的食物。埃塞斯廷不建议吃牛油果，这一点让我觉得很奇怪，而且也没什么用——有证据表明，每天吃一个牛油果有助于降血脂，进而降低心血管疾病患病风险。

---

[1] 指不含反式脂肪酸和棕榈油的花生酱，也不能有添加的糖和盐。

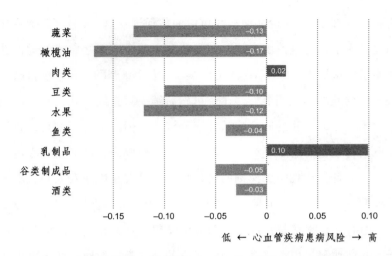

图 8.2　地中海饮食中各类食物与心血管疾病患病风险的相关性

　　在我看来，这项研究再次总结出了健康饮食的核心特征：以蔬菜、豆类和水果为基础，优质橄榄油也是非常值得信赖的。我为了撰写本书而搜集的资料让我不再是一个狂热的乳品爱好者，但是很多资料显示，我们不应该把"乳制品"当作一个统一的类别，而是要进行具体区分，例如酸奶就非常有益处，奶酪也挺好，但黄油就马马虎虎了。

　　除此之外，绝大多数研究结果还表明，高质量的橄榄油也是大有好处的，它对心脏尤其有益。一个跨国科研团队的一项最新分析再次证明了这一点。该研究分析基于十几项观察性研究和实验性研究的数据，得出的结果令人深思。当人们提取地中海饮食中的每一种单一成分进行分析，会发现它们中有很多都能产生有益的影响，降低心血管疾病的患病风险也在意料之中。而有几种成分，像肉类和乳制品，确实比较容易增加心血管疾病的患病风险（如图 8.2 所示）。你猜猜看，哪一种食物能在最大程度上降低心血管疾病风险？是橄榄油。这是地中海饮食中脂肪含量最高的成分，远超其他。但恰恰是它最能保护心脏！

关于脂肪酸的小知识

是什么让橄榄油如此特别？为了回答这个问题，我先带你走进脂肪的世界。

橄榄油主要由一种名为"油酸"的脂肪构成，这是一种单不饱和脂肪酸。食物中以及我们体内的脂肪分子大多以甘油三酯的形式存在。甘油三酯包括三个脂肪酸和一个甘油，三个分子的脂肪酸连接在甘油分子支架上。我们可以把甘油三酯想象成一把三个叉的叉子。鉴于起决定性作用的是叉子上面的每一个分叉，也就是脂肪酸，因此接下来我会详细阐述。

经简化，一个脂肪酸由一条碳链所组成，这条碳链上的碳原子（C）最少有 2 个，最多可达 30 个，每一个碳原子都连接了两个氢原子（H），如下所示：

如你所见，每一个碳原子上都"粘"着至少两个氢原子（上例最左侧一端不是这样的，但它和我要做的事情没关系）。这个脂肪酸被氢原子"占满"了，因此它被称为"饱和脂肪酸"。

食物通常由多种不同的脂肪酸组合而成，且往往是其中某一种占支配地位。黄油就主要由饱和脂肪酸构成。其他如全脂奶、红肉和奶酪也含有较多饱和脂肪酸。我们其实没有必要"妖魔化"这些饱和脂肪酸，但是确实应该适当地少吃，特别是对于那些被医生诊断出胆固醇高的人来说。大多数饱和脂肪酸都会使低密度脂蛋白胆固醇升高，而这对身体有危害。

但是，中链脂肪酸（指含有 6 ～ 10 个碳原子的饱和脂肪酸）在很多方面都例外。它就是所谓的中链甘油三酯（MCT）。中链甘油三酯少量存在于椰子油、奶酪、奶和酸奶中。只有在第五章提到过的 MCT 油中，中链脂肪酸才会以高浓度形式存在。MCT 油能促进脂肪燃烧，有助于减肥，而且还能提高胰岛素敏感度。

由于饱和，一个饱和脂肪酸的碳链从形态上来看是非常直的，就好像一根牙签，这使得几个同样的脂肪酸分子可以紧密地排列在一起，犹如将一根根牙签插在午餐肉罐头里。这正说明了为什么饱和脂肪酸（如黄油）在室温下通常是固体。

虽然橄榄油中的饱和脂肪酸含量超过 10%，但其主要组成部分是单不饱和脂肪酸，约占 70% 以上。单不饱和脂肪酸的其他来源包括牛油果、家禽肉以及一些坚果，诸如夏威夷果、榛子、碧根果、杏仁、腰果和花生。红肉中的脂肪大约有一半是单不饱和脂肪酸（另一半是饱和脂肪酸）。一个单不饱和脂肪酸的分子结构如下：

减肥、抗老、免疫

在上面这个碳链上，恰巧有一处缺失了两个氢原子。正是在这一处，两个碳原子形成了化学专业人士所说的双键（C=C）。由于两个氢原子缺失的位置在碳链的同一侧，这里就出现了一个缺口，导致分子在此处形成了一个扭结结构——这个脂肪酸就像是一根被掰弯的牙签，这样的牙签不能很紧凑地排列在一起。正因为如此，包括橄榄油在内的各种食用油常温下才是液态的。不过，虽然牙签掰弯了不能用了，但是这对于不饱和脂肪酸来说是个优势：它的扭结使其更容易被消化吸收，对身体有好处。人体本身也含有很多的脂肪酸。

例如，我们的细胞膜就主要由脂肪酸构成。大脑是含脂肪比较多的器官，这些脂肪中的一部分来自我们所摄入的脂肪酸。如果我们摄入的主要是饱和脂肪酸，则会使细胞膜变硬。要是真这样，大脑可就也"变硬"了，这个时候可就离"榆木脑袋"只差一步之遥了。如果我们摄入的更多为不饱和脂肪酸，类似于橄榄油和 ω-3 脂肪酸，那么我们的细胞膜就会变得更柔韧。这种柔韧性非常重要，因为细胞膜是一个动态的结构。细胞膜上有无数的受体分子和通道，它们在这层脂肪膜上穿梭（我们将其称为"脂筏"）。这些"漂浮"的物质像天线一样工作，将外部的信号传到细胞内部。除此之外，还有葡萄糖、维生素和其他营养物质进入细胞。如果我们的细胞膜因较高的不饱和脂肪酸含量而极具柔韧性，那么这些物质就更容易穿透细胞膜，细胞也就能更好地发挥功能了。

讲到这里，我们就可以总结出第一条经验法则：不饱和脂肪酸比饱和脂肪酸更健康。这确实不是什么最新发现，而这也验证了低脂主义阵营的立场——从一开始，他们所抵制的就是饱和脂肪酸。但即便如此，我们也要秉持客观公正的态度：这些饱和脂肪酸也没有糟糕到需要我们完全抵制的地步。比如奶酪和 MCT 油中包含的饱和脂肪酸就还行，蛮健康的（黄油和奶酪中包含的饱和脂肪酸下一章分析）。

然而，有少数几类脂肪是你真的需要规避的。首先就是反式脂肪酸。反式脂肪酸是有害的，它是一种工业产物。人们尝试将构成液态油的不饱和脂肪酸进行人工硬化，以便最终生产出可涂抹的人造黄油，反式脂肪酸正是在这个过程中产生的。请看一下这个奇特的结构：

$$\underset{HO}{\overset{O}{\text{C}}}-C-C-C-C-C-C-C-C-C=C-C-C-C-C-C-C-C-C-H$$

反式脂肪酸就像是人们随手一掰就会掰断的牙签，它也是不饱和的，因为它也缺失几个氢原子，但是它不寻常的一点就在于缺失的氢原子不在同一侧。其中一个氢原子反而被"转移"到分子的另一

减肥、抗老、免疫

侧了。所以人们称其为"反式"脂肪酸。这样，缺口变小了，扭结也就随之消失了。

反式脂肪酸已经被证明是彻彻底底的有害。它不仅会使我们的细胞膜变硬，而且会给血脂带来很大的不良影响。反式脂肪酸会使讨厌的低密度脂蛋白胆固醇和甘油三酯升高，使高密度脂蛋白胆固醇降低，这是肥胖人群早晚要面临的结果。反式脂肪酸尤其会提高可怕的小而密低密度脂蛋白（即"sdLDL"，详见第四章）。这还不够，反式脂肪酸还会助推炎症过程，会导致胰岛素抵抗。因此，反式脂肪酸会大大增加心血管疾病的患病风险，这一点也不奇怪。

反式脂肪酸也是少数几种真正让人发胖的脂肪之一。在一项实验中，科研人员在六年的时间里给两组猴子吃基本一样的食物，唯一的区别在于，其中一组的食物中含有一些单不饱和脂肪酸，另一组与之相应的部分则用反式脂肪酸替代。这些猴子既不会饿着，也不会吃撑，因为科研人员都根据它们的身体情况精准调整了热量，使得它们的体重尽可能地保持稳定（每天每千克体重 70 千卡 / 天）。

六年后，不出所料，单不饱和脂肪酸那一组的猴子体重保持不变，而反式脂肪酸那一组的猴子体重增加了将近 0.5 千克，它们两组摄入的可都是经过缜密计算后的相同热量。

0.5 千克？可能你会觉得这才多大点事。但是当你意识到一只猴子的正常体重只有 7 千克的时候，你还会觉得问题不大吗？相当于一个体重 70 千克的成年人，增加了整整 5 千克的体重！更触目惊心的是，过量的脂肪大多沉积在腹部，这些猴子出现了明显的胰岛素抵抗症状。一言以蔽之，反式脂肪酸致胖也致病。你最好避而远之。

虽然现在的商家都已采取措施，反式脂肪酸也逐渐从食品加工业中慢慢淡出，但是它依然隐藏在各种薯条、薯片及其他（油炸）

快餐中，隐藏在预制比萨、甜甜圈、饼干和众多加工糕点中。就连各式各样的人造黄油也无法幸免于此。在一些国家，人造反式脂肪酸是被严格禁止的。可惜德国不在此列，更可惜的是德国都不强制在食品包装上标示反式脂肪酸的含量，也就是说，我们根本不知道哪些食品中含有反式脂肪酸，含有多少反式脂肪酸。所以我从来不吃薯条，只要不是我自己烤的糕点，我也一律不吃。去面包坊时我也会直接无视那些摆在前排柜橱里的烘焙糕点，全是脂肪和糖，夏天招来一堆马蜂和蜜蜂（它们也不会活多久，毕竟吃了这种食物……）。总之，请远离反式脂肪酸！

最后一类脂肪是多不饱和脂肪酸。多不饱和脂肪酸可分为 ω-3 脂肪酸和 ω-6 脂肪酸。前者多见于高脂肪鱼类中，而后者则主要存在于各类坚果、种子和食用油中，比如葵花籽油和红花籽油。"ω-3"和"ω-6"这两个响亮的名字直截了当地告诉了我们，其分子在哪里出现了第一个双键（扭结结构），这里所说的"第一个"要从分子的尾端开始数起。简单科普一下："ω"（欧米伽）是希腊字母

减肥、抗老、免疫

表的最后一个字母（德国有句俗语叫"A und O"，字面意思是"A 和 O"，引申为"最重要的、最关键的"）。在 ω-3 脂肪酸分子上，第一个 C=C 双键位于倒数第三个碳原子处，如下所示：

"多不饱和"的意思是分子上有多处扭结，这意味着这种脂肪酸为我们的细胞膜赋予了如印度瑜伽大师一般的柔韧性，这样，我们必然能够登上健康的顶峰……虽然这么说有点过于简单化了，但是这个说法包含实质性的核心内容。过去几年的研究不断为这一说法提供强有力的论据，其中包括哈佛大学的一项大型研究。为了完成

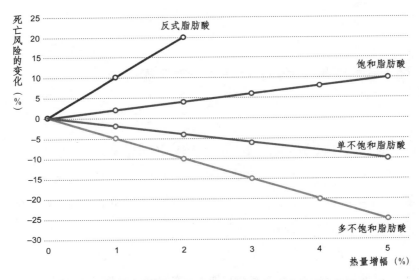

图 8.3　将碳水化合物替换为各类脂肪后死亡风险的变化情况

从图 8.3 可以看出，反式脂肪酸，例如炸薯条或加工糕点，会大幅增加死亡风险。葵花籽油、红花籽油等食用油以及鱼类、核桃等食物中的多不饱和脂肪酸则能降低死亡风险。

这项研究，科研人员在 32 年的时间里跟踪了 126 000 余人的生活。他们所要探究的核心问题是：如果一个人将饮食中的一部分碳水化合物换成等量的各类脂肪，那么这个人的死亡风险会如何变化？图 8.3 是对研究结果的总结。我们可以先笼统地说（因为最终肯定取决于具体的食物），用饱和脂肪酸替代碳水化合物的人，其死亡风险会升高；用不饱和脂肪酸替代碳水化合物的人，其死亡风险则会降低。多不饱和脂肪酸尤其有好处。发表在医学杂志《柳叶刀》上的一项新研究也取得了与上述内容相同的结果。该研究基于 18 个国家 135 000 余人的数据。另外，这项研究对饱和脂肪酸的评价略微好一点。

咽下去后咳嗽了两声，恭喜你选对了橄榄油

某种富含脂肪的食物到底健不健康，有多健康，主要取决于脂肪酸分子的"柔韧度"。还是那句话，要放眼全局。不妨以橄榄油为例，因为橄榄油也不是完全由脂肪分子构成，新鲜的橄榄中富含各种植物化学成分。它们是什么呢？

我先说两句。橄榄可不容易，纵使烈日炎炎，也不能躲到阴凉处；纵使暑气逼人，也找不到一处清凉的泳池；纵使遇到真菌侵袭，也无法"拔腿就跑"。人人都知道"急中生智"，逆境中，橄榄会通过化学的方式来保护自己免受攻击。它有装备精良的"弹药库"，这些武器就是植物保护素，就是橄榄中含有的植物化学物质。

分析它们的化学结构发现，这些物质属于多酚类物质，主要有

减肥、抗老、免疫

两种多酚类物质：橄榄苦苷和橄榄油刺激醛。这两个名字听起来都太"化学"了，为其蒙上了一层神秘的面纱。但好的方面是，你可以尝出这两种物质的味道——橄榄苦苷是苦的，橄榄油刺激醛像胡椒一样有辛辣味，如果你喝一小勺高质量橄榄油，里面的橄榄油刺激醛就会让你感觉呛嗓子。包括这二者在内的许多多酚类物质都能在人体内发挥药用价值。几年前，刊登在《自然》杂志上的一项研究称，一个科研人员在一次偶然的机会中发现镇痛药物布洛芬混悬液和高质量橄榄油一样有点呛嗓子。

之后的研究也确实都发现了橄榄油刺激醛能与布洛芬抑制同样的炎症信号通路，不过抑制的程度比布洛芬小得多，因为日常生活中与科学研究中使用的是截然不同的量。直观来讲，50 克冷榨橄榄油的功效只相当于一片普通布洛芬片功效的 10%。但功效小未必就是坏事，反之，正因为如此，橄榄油才大有益处，因为人上了年纪以后免疫反应容易过于激烈，而橄榄油刺激醛恰好能以较为"温和"的方式给免疫反应"降温"。

此外，橄榄油中的多酚类物质可能对我们还有更直接的抗衰老作用。近期，人们通过实验发现，橄榄苦苷和橄榄油刺激醛都能抑制我们的老伙伴——mTOR。橄榄油简直就是一种美味可口的雷帕霉素，能使细胞年轻。

上述内容虽然只是单纯的猜测，但是至少有一点非常清楚，那就是植物面对各种攻击时用于自我保护的每一种植物化学物质都是大自然中最有益的物质。有人猜测，既然这些物质能保护植物，那么如果我们摄入这些物质，它们应该也能为人体提供保护。几项严谨可靠的研究表明，食用橄榄油可能也有利于降低因紫外线辐射导致的皮肤老化速度，这也不奇怪，毕竟强烈的太阳光日复一日地照射着一颗颗普通而渺小的橄榄。

我越是深入探究这些研究结果，我越觉得，相比那些高档超市引以为傲地摆在展示柜台上闪着光的"新鲜"蔬菜，那些看起来干瘪的蔬菜可能更好（你去对比一下超市的柠檬和真正的有机柠檬就知道了，有机柠檬是真正有生命力的，是"吃过苦"的）。正如一个人从小娇生惯养，那他往往没有抗压能力。人们总想着，这些小菜苗柔柔弱弱的，需要大家帮它们一把。而"帮"的形式就是过分"溺爱"它们，为它们提供舒适的环境，在这个环境中栽培它们（温暖宜人，水分充足，每天都用动力心理学的方法与之开展详细的对话……）。既然都这么周全了，那想必也少不了定期喷洒杀虫剂，毕竟微生物的攻击会给这些植物幼苗带来难以忍受的痛苦。人们把它们照顾得太周全了，以至于它们根本不需要靠对抗攻击的多酚类物质来保护自己。

简单来说，橄榄油不只是一堆浓缩脂肪。给自己买点高质量的冷榨橄榄油吧！用意大利人的话说，它叫"extra vergine"，翻译过来就是"特级初榨"，它是最鲜最纯的。好的橄榄油吃着稍微有点苦，还有点呛嗓子，也就是橄榄苦苷和橄榄油刺激醛的味道。在专业厨师中，没有人不知道评判橄榄油的一项重要标准——咳嗽。如果你在品尝橄榄油后忍不住咳嗽了一两声，那么恭喜你，你买到了很好的橄榄油。至于那些经过工业再加工（精炼）的橄榄油，我是不建议购买的，因为它们早已损失了大量的植物化学成分。

可惜，即使在业内行家的圈子里，也有一个广为流传的谬论——高质量橄榄油不能用于高温煎炸。这可能是商家为了销售质量较低的橄榄油而散播出去的谣言，他们称，"精炼"的橄榄油才更好。一派胡言！相关实验表明，橄榄油这种油不仅在高温下也能保持稳定，而且优质橄榄油中的多酚类物质有助于防止煎烤肉类时产生致癌物质。

我自己做菜时只用特级初榨橄榄油。我太太更喜欢味道比较平和的菜，所以她做菜时主要用冷榨的有机葵花籽油。如果你实在不喜欢橄榄油，那我真心建议你用冷榨菜籽油替代。这种油的脂肪酸特征和橄榄油差不多，只是它含有更多的植物 ω-3 脂肪酸，而且我觉得味道也不错。

橄榄油我们说得已经够多了，就这样吧！请不要认为我在为橄榄油厂商代言。我所说的这些是对"健康脂肪"这一主题的抛砖引玉。只是有一点：关于橄榄油中多酚类物质含量的信息极少，因此我不得不花很长时间去搜集资料，才找出了少数几种含有多酚类物质最多的橄榄油。我很不愿意为几种特定的商品打广告，所以我不会在这里点出它们的名字。如果你对此感兴趣的话，请与我联系（baskast@gmx.de），我会为你推荐我最钟爱的几款橄榄油，绝对会让你"咳嗽几声"。有了这些作为例子，你大概就知道了多酚类物质的味道，希望你能够以此为起点，开启自己的探索之路。

第九章

饱和脂肪酸:

棕榈油、黄油和奶酪

脂肪：有的让人发胖，有的帮助增肌

假设我是你的祖母，为了把你养得白白胖胖，每天都给你 3 个松饼，你也开开心心地吃下去了。但是这 3 个松饼并不是你的正餐，它们只是正餐之间的小点心，这样意味着你每天都会额外摄入 750 千卡的热量。

我特别仁慈大方，也给你的配偶或最好的朋友吃松饼，讨他们欢心。几周之后，在我的宠爱之下，你们二人的体重均有所增长。为了确保你们俩的体重涨得一样多（我是个非常公平公正的祖母），我会定期监测你们的体重。

我所做的就这些。哦，对了，还有一件小事：我给你烤的松饼是用多不饱和脂肪酸（葵花籽油）烤出来的，给你的配偶或朋友烤的松饼和你的基本一样，唯一的区别是，他 / 她的松饼是用饱和脂肪酸（棕榈油）烤出来的，而非不饱和脂肪酸。除此之外，你们俩的松饼都相同，当然也包括热量。

你觉得接下来会发生什么？你们二人最后会表现出什么不同吗？既然我给你们俩烤的松饼热量都一样，并且我还确保了你们的体重涨幅都相同，那我们想当然认为不会有什么大的区别吧……

当瑞典乌普萨拉大学（Uppsala University）的科研人员开展这

个"祖母实验"时，事情发展也确实如大家所想：在连续吃松饼七个星期后，两组受试者的体重各涨了 1.6 千克，完全一致。从体重秤上的数字来看，这些松饼给受试者的身体带来的影响是相同的。如果我们不继续往下看的话，就已经得出了常规结论，即：当一个人摄入的热量超过消耗的热量时，体重就不可避免地会增加。这里的热量就是实实在在的热量。

但科研人员恰恰又迈出了决定性的一步，用磁共振成像设备精密观察了受试者的身体内部情况，发现一些非常耐人寻味的差别：葵花籽油那一组的受试者所增长的体重只有一半归因于新形成的脂肪组织，另一半体重根本没有作为脂肪沉积下来，反之，这部分多余热量变成了纤瘦有型的肌肉组织。此时，我们得出一个中间结论：就算是饮食过量，热量超标，也存在这样一些脂肪，它们不仅会使脂肪增加，而且还能促进肌肉的形成。仅这一点就已经令人大跌眼镜了。

尤其值得注意的是，棕榈油那一组所形成的对照结果。因为那一组非但没有形成肌肉，其肝脏上的脂肪反而增加了，腹部脂肪也变得更多了。饱和脂肪酸确实像人们说的那样，会带来不好的影响，使人变胖。

目前，我们还无法将实验的结果解释得一清二楚。但很明显的是多余的热量会导致体重上涨，这是肯定的，那些热量不会随风飘散。所有受试者的体重在实验结束之后都上涨了。所以，我们可以说：没有被消耗掉的热量会让体重增加。但是我们的身体又会如何处理这些多余的热量呢？它们（热量）去哪了？它们在人体内是如何被"分配"的？这显然取决于热量来源于什么食物。从这个角度来看，每一单位热量似乎都不一样。

然而，在我们批判饱和脂肪酸之前，你肯定会想：松饼又不是只有脂肪。松饼这么好吃，是因为这两种松饼里都有大量的果糖。这意味着，果糖很有可能才是导致棕榈油那一组受试者肝脏脂肪和腹部脂肪增加的"主犯"。至少大家都知道，果糖本来就具备这种"能力"，但也不能排除棕榈油本身也会导致脂肪沉积。可能果糖和棕榈油结合起来就会更加"力大无穷"。

无论导致脂肪增加的原因是什么，葵花籽油那一组的实验结果都更加令人震惊。虽然这一组的受试者也每天吃三个富含果糖的松饼（实验全程吃了约150个），但是没有出现脂肪肝的迹象。这意味着什么呢？一定和多不饱和脂肪酸有关。多不饱和脂肪酸可能确实能保护肝脏不受脂肪沉积的侵扰，甚至在长达几周的时间里一直在抵抗果糖的攻击。事实上，确实有证据表明，多不饱和脂肪酸能够阻断那些促进肝脏脂肪合成的基因。这说明，有些脂肪不但不会让人发胖，甚至还能在长期暴饮暴食的情况下抑制人体的脂肪沉积。

我们总结一下：瑞典的这项松饼实验进一步证明，在热量相同的情况下，不饱和脂肪酸对身体的影响比饱和脂肪酸的影响好，多不饱和脂肪酸甚至有助于在高热量饮食时阻止一部分内脏脂肪沉积。

关于饱和脂肪酸，还要注意一个细节，虽然目前关于棕榈油的说法很少，而且经常充满矛盾，但棕榈油整体上可没有什么好名声。而瑞典的这些科研人员用的恰恰就是棕榈油。棕榈油来源于油棕树，在食品工业大受欢迎，因为棕榈油不仅便宜，而且没什么味道。因此很多加工食品中都含有棕榈油，首先就是人造黄油，然后还包括各类面包涂抹酱（花生酱、花生黄油等）、冰激凌、饼干等烘焙点心、预制比萨，甚至香肠中可能也有棕榈油。由于这些食品听起来都离水果蔬菜差得有点远，所以我觉得对棕榈油持怀疑态度是合理的，而且瑞典这项实验的科研人员也不建议人们吃棕榈油。在进一

减肥、抗老、免疫

步的研究出现之前，大家还是谨慎行事为好。

人造黄油也差不多。人造黄油的问题可不仅仅在于反式脂肪酸和棕榈油，而是你根本无从知晓每一块人造黄油里都有什么。如果只有反式脂肪酸的话，那总体情况还好。但你无论如何都要远离葵花籽人造黄油，它因含有太多反式脂肪酸而臭名昭著。葵花籽人造黄油和葵花籽油不是一种东西！虽然我觉得人造黄油问题不大，但为了安全起见，我还是选择完全不吃它。

黄油比涂了黄油的白面包更健康吗

后来，这个瑞典的科研团队又在另一项控制得不是很好的实验中发现，即使人们用传统黄油代替棕榈油，也还是会出现与棕榈油相似的肝脏脂肪沉积问题。众所周知，黄油也主要由饱和脂肪酸组成。所以乌普萨拉大学的科研人员猜想，这种负面影响可能具有普遍性，对所有或者至少大部分饱和脂肪酸都成立，自然也就包括黄油。

我们应如何看待这种情况？黄油到底有多健康，或者有多不健康？如果我们从全局来看，综合考虑所有关于黄油的知识和说法，我们不得不说，由于含饱和脂肪酸，黄油肯定不像那些优质的不饱和脂肪酸那么健康。但这只是一方面，另一方面，我们没有任何理由严格抵制黄油。这听起来可能有点拧巴，但这正是问题的关键所在。我们可以把黄油看成一种"中性"的食物。意思就是，是否健康，最终取决于我们用什么来替代黄油——如果我们用橄榄油或葵花籽油代替黄油，就是个好的选择；如果不吃黄油吃白面包，那就是个不好的选择。有一项最新的大型研究，其数据基于来自世界各国的 63 万名受试者，负责开展这项研究的科研人员将这种重要的利害关系总结如下：

> 我们的研究结果表明，黄油与死亡风险、心血管疾病与糖尿病患病风险之间的关联度是比较低的，或者说是中等的，这与加工谷物产品、淀粉类食品（如白面条、白米饭、白面包和土豆）和糖类形成了鲜明对比，后者对心血管疾病和糖尿病患病风险具有明显的不良影响。一言以蔽之，黄油健康与否，主要取决于我们的选择。相比涂抹了黄油的白面包或土豆，单独吃黄油可能更健康。

这听起来有点苛刻了，但我觉得这个结论总体上是客观公正的。拿黄油与白面包及土豆比较是很有意思的，因为它让人觉得之前严重"冤枉"了黄油，黄油的名声实际上本不该这么差。但是，日常生活中更重要的问题应该是：黄油与其他油相比健康程度如何？例如橄榄油、葵花籽油和菜籽油，因为大家经常把这几种油当作黄油的替代品。这个问题的答案很清楚：相比这些"不饱和"的油，黄油确实不太健康。

我平均每周吃一两次黄油。有时我会在烤肉的时候用黄油，黄油的香气令我沉醉。当然，烤蛋糕的时候我也会用到黄油（不过我很少烤）。有闲情逸致的时候，我会给自己调配一杯防弹咖啡，之前提到过，防弹咖啡就是往 1 杯咖啡中加入 1 茶匙黄油和 2 茶匙 MCT油。不过我用的黄油都是来源于自由放养的草饲奶牛。这种用牧场牛奶制作的黄油与牛奶一样，含有相对较多的 ω-3 脂肪酸及其他营养物质。我虽然无法证明，但我相信这种黄油也是非常健康的！

减肥、抗老、免疫

奶酪：维生素 K 和亚精胺的来源

奶酪是和黄油差不多的东西，但比黄油的情况更加复杂，营养价值也比黄油高。除了蛋白质，奶酪中的饱和脂肪酸含量也很高，但是与黄油或其他形式的饱和脂肪酸相比，奶酪对血脂的不利影响要略少一些。具体的原因我们无从知晓，但是这可能与奶酪中富含钙有关。钙元素会在肠道中与我们摄入的脂肪分子结合，从而减少肠道对脂肪的吸收。这意味着，我们所摄入的一部分脂肪在钙元素的作用下又被排出了体外（这并非理论推测，而是基于一系列饮食实验以及随后的粪便化验而得出的）。

此外，奶酪还是几种高价值营养物质的来源，比如维生素 K。维生素 K 主要因其对血液凝固的促进作用而被人熟知（K 是单词 "Koagulation" 的首字母，该单词在丹麦语和德语中有 "凝固" 的意思，因此维生素 K 又被称为 "凝血维生素"）。然而，过去几年，人们却一次又一次惊奇地发现，维生素 K 对人体还有很多重要的功效。

比如，维生素 K 有助于防止动脉钙化。维生素 K 能够激活那些与钙元素相结合的蛋白质分子，从而抑制钙元素在血管壁上的沉积。被维生素 K 激活的蛋白质分子还能主动将血管壁上的钙元素 "清理" 掉，也就是说，维生素 K 有助于逆转已经形成的血管钙化。这些钙元素可以被运送到需要它们的地方，例如骨骼、肌肉、牙齿或者大脑。垃圾食品中几乎不含维生素 K，缺乏维生素 K 可能导致原本很有价值的钙元素积聚在了血管壁上，进而大大提高心血管疾病的患病风险。

维生素 K 和钙元素之间的这种相互作用可以很好地说明为什么摄入营养素补充剂经常适得其反。其实，我们的身体并不依赖于某一种单独的物质，它需要的是各种营养物质的共同作用。换句话说，吃真正的食物胜于吃营养素补充剂。

因此，从饮食中获取了大量钙的人，可以通过补充维生素 K（吃奶酪就可以，奶酪可以为其提供所需的维生素 K）来降低冠状动脉钙化的风险。有人觉得，在吃垃圾食品的同时吃点钙片就行了，这种想法是错误的。由于缺乏维生素 K，钙元素会在血管中积聚，从而导致血管钙化，尤其是冠状动脉钙化，进而带来相关疾病的患病风险以及不良影响，甚至可能致命。德国的一项大型研究表明，服用钙片会将心肌梗死的风险提高 86%（详见第十一章）。

食物中的维生素 K 很重要，它还有助于预防癌症，至少在一系列细胞研究中能够抑制多种癌症的发展。此外，食用富含维生素 K 的食物还能降低整体的死亡风险，尤其是降低因癌症致死的风险。

有一种说法称，人体在严重缺乏维生素和矿物质的情况下会开启一种"紧急模式"，为了短期内能存活下去，人体会在第一时间内把这些物质准备好，让其"时刻待命"。对于维生素 K 来说，就是维生素 K 会被随时派遣，帮助血液凝固。打个比方，假如某个人的体内有伤口，再不愈合他就会死，那么在这种情况下，维生素 K 就会被优先派上用场。虽然这样会使得体内没有多余的维生素 K 去抑制日趋严重的血管钙化，但是从进化的角度来讲，它必须为凝血让位。说得难听点，从自然的角度来讲，就算这个人的血管钙化程度高达 50%，那也先不用管，因为当务之急是让伤口不再出血，保住性命！

维生素 K 的缺乏会导致身体出现问题，但一般不是急性问题，而是发展到一定程度我们才会有感觉。它们会随着年龄的增长而逐渐显现出来，形式不一，可能是骨质疏松，可能是心血管疾病，也

减肥、抗老、免疫

可能是癌症。换句话说，垃圾食品缺乏维生素和矿物质，经常吃虽然不会立即导致死亡，但会加快衰老进程。几十年后我们才会知道后果是什么。所以，多吃富含维生素 K 的食物，也是在为你的健康做投资。

日本有一种大豆发酵物"纳豆"，是独特的维生素 K 来源，它也被誉为"素食者的奶酪"（注意，这个别称非常客观公允，因为虽然纳豆很健康，但并不是每个人都吃得惯）。

我们中的大多数人还是更偏爱奶酪，虽然它在营养价值上可能比不上纳豆，但是至少吃的时候不会令你面露愁容。很多人吃完奶酪后会感觉愧疚，其实真没必要！因为总的来说奶酪是绝对值得推荐的。

除了钙元素和维生素 K，奶酪中至少还有一种优质的物质值得我们注意，那就是亚精胺。它的名字不太好听，之所以叫这个名字，是因为它最早是从人类精液中提取出来的，但事实上它遍布人体各处。细胞内亚精胺的浓度一般会随着机体的衰老而下降，但有趣的是，这一点不适用于那些超高龄的人（例如，百岁老人的血液中仍有非常多的亚精胺）。那么亚精胺是不老泉吗？其实是有点道理的。与雷帕霉素相似，亚精胺能延长很多物种的寿命，也能激活人体细胞的"自洁模式"（即自噬），从而使我们由内向外保持年轻态。

亚精胺还有一个优势是，它存在于我们推荐的很多食物中，我们只要吃这些食物，其中所含有的亚精胺通常就能很好地被身体吸收，从而施展其妙用。与不怎么吃这些食物的人相比，常吃它们的人发生心力衰竭的风险要低 40%。亚精胺含量最多的食物是麦芽（就是小麦颗粒长出的新芽，此外它还是优质的植物蛋白来源，而且味道还不错）。亚精胺的其他优质来源包括：大豆、菌菇、豌豆、西蓝花、菜花、苹果、梨、生菜、全谷物食物以及奶酪，不过不同食物中的亚精胺含量各不相同。一般来说，越是陈年的成熟奶酪就含有越多的亚精胺，不过这条法则并不是在所有情况下都适用。正如图 9.1 所示，位居亚精胺含量排行榜首位的是哈茨尔奶酪，这种奶酪几天就成熟了；成熟周期长达数月的帕玛森奶酪反而几乎不含亚精胺。

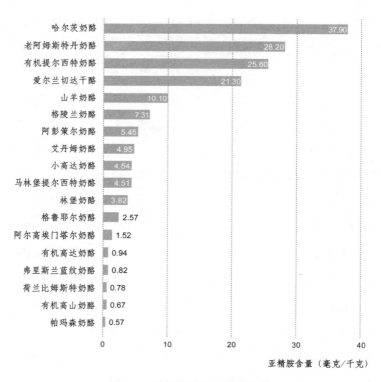

图 9.1　不同奶酪的亚精胺含量

德国基尔大学（Keele University）的科研人员检测了 50 种奶酪的

　　　　　　减肥、抗老、免疫

亚精胺含量，上图仅选取部分。如图 9.1 所示，不同奶酪的亚精胺含量存在很大差异，因其受多方面因素影响，如生牛奶里的细菌和酶、热处理方法和不同奶酪之间长短各异的成熟周期。

　　总之，吃奶酪是可以的，它是我们的朋友。我不想把奶酪和黄油夸上天，但它们确实没有大家说的那么差。此前对奶酪和黄油如此草率鲁莽的评价让我们认识到，在没有掌握可靠数据的情况下，仅仅因为某种食物含有饱和脂肪酸就对其"妖魔化"是多么不好的行为。正是这种"妖魔化"让食品工业有机可乘，商家大肆兜售充满反式脂肪酸的人造黄油，反式脂肪酸才是真正有害的！直到今天，仍然有很多人拒绝他们原本最爱吃的奶酪，反而用快碳水或者零脂肪（等于含糖的）加工零食去代替奶酪，他们得到了什么呢？没有，往往还适得其反。可别这么干了！我祝愿所有的奶酪爱好者都能有个好胃口。

第十章

你的"瘦身帮手"：

高脂肪鱼类和 ω-3 脂肪酸

鱼和鱼类制品

　　德国人最爱吃的两种鱼分别是鲑鱼和阿拉斯加狭鳕。在德语中，二者的名字听起来很像，前者为"Lachs"，后者为"Alaska-Seelachs"。然而，除了名字的发音有一定相同，这两种鱼几乎没有别的相似之处。鲑鱼的模样我们大概知道。但是阿拉斯加狭鳕呢？我们根本不知道，因为当我们看到它的时候，它已经是被切成块的加工产品了，也就是那些添加了棕榈油、葡萄糖浆和糖的冷冻鱼片，或者是那些裹满了面包糠用于油炸的鱼柳。顺便说一句，虽然阿拉斯加狭鳕的德文名字也带有"Lachs"（鲑鱼），但它不仅不是鲑鱼，而且和鲑鱼一点亲属关系也没有。它属于鳕科，真名叫"太平洋狭鳕"，由于这个名称不太利于营销，因而使用"阿拉斯加狭鳕"这个名称。

　　名称背后的含义比名称本身更重要。鱼的身上自然也汇集了多种营养物质，我们不能只利用其中的一种。不过对鱼来说，大名鼎鼎的 ω-3 脂肪酸确实为之赋予了特别的意义和价值。

　　　　　　　　　减肥、抗老、免疫

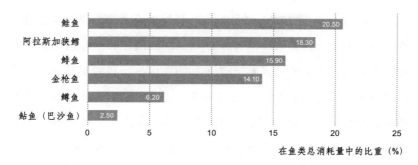

图 10.1　各种鱼类在鱼类总消耗量中的比重

　　从表面上来看，阿拉斯加狭鳕是德国人最爱吃的几种鱼之一。但是根据其加工的方法与售卖的形式，我更倾向于将其最终产品视为鱼类加工制品。

　　ω-3 脂肪酸的原始来源是植物。例如，草和种子里就有 ω-3 脂肪酸。至于鱼类，则是从藻类中获取这种物质。我们今天会吃到很多动物和动物产品，可现在的动物所在的牧场基本都不是有新鲜牧草的天然草场，它们吃不到新鲜牧草，往往吃的是浓缩饲料，这种饲料一般不含 ω-3 脂肪酸。因此，我们从饮食中获取的 ω-3 脂肪酸太少了。你摄入的不仅是你选择的食物，还有这些食物的食物。如果动物本身吃的饲料就不含 ω-3 脂肪酸，那么它们的肉也不会给人们带来 ω-3 脂肪酸。

　　ω-3 脂肪酸有多种类型，其中有几种的价值尤其高，鱼类便是它们的最佳来源。仅高脂肪鱼类提供给我们的 ω-3 脂肪酸量就不容小觑，包括鲑鱼、鲱鱼、金枪鱼、鳟鱼、沙丁鱼、鲭鱼。虾类和贝类含有的 ω-3 脂肪酸较少。

鲑鱼是 ω-3 脂肪酸含量最丰富的几种来源之一，而且是养殖鲑鱼。有一种说法称养殖鲑鱼含有的 ω-3 脂肪酸比野生鲑鱼少，事实却截然相反，养殖鲑鱼或养殖鳟鱼含有的 ω-3 脂肪酸明显更多。其实对鱼来说，ω-3 脂肪酸的含量同样取决于它们吃什么饲料。鉴于养殖鱼总体上有更多的脂肪（养殖鱼不费吹灰之力就可以得到很多的饲料），因此其 ω-3 脂肪酸含量占脂肪总量的比重虽然比野生鱼低，但是仅就 ω-3 脂肪酸而言，养殖鱼的含量更高。

　　我个人更喜欢吃野生鲑鱼，但是也经常吃养殖的，因为很难买到新鲜的野生鲑鱼。超市里卖的新鲜鳟鱼往往都来自某一个养殖场。这些养殖场的条件通常都很不好（过于拥挤、滥用抗生素、低质量的鱼饲料……），而且我们都希望吃的东西可以便宜一点，那水产养殖户肯定会考虑成本。所以这些鱼根本就不值得买！我的观点是：鱼类还是贵一点的好（肉类和其他动物产品也是）。从前我们会定期"改善伙食"，现在生活条件好了，但凡有一天的餐桌上没有鱼，我们都会觉得诧异。不过如果回到以前那个好几天才能吃上一顿肉或鱼的时代，也未必就是件坏事。这是出于我们的健康考虑——高脂肪鱼类很有价值，但我们不需要吃很多，就能让它发挥健康功效。

　　与鲱鱼、金枪鱼和鳟鱼等几种深受人们喜爱的 ω-3 脂肪酸优质来源相比，阿拉斯加狭鳕含有的 ω-3 脂肪酸较少。近几年流行起来的鲇鱼更是几乎不含 ω-3 脂肪酸（如图 10.2 所示），它含有大量的汞和其他毒素。这种鱼来源于亚洲的养殖场，大部分来自越南。这些地区的养殖条件不太好，把鱼放在逼仄的空间里集中养殖，鱼儿们根本游不起来（想象一下，40 条一样大的鱼在同一个池子里）。这种鱼我建议还是别吃。

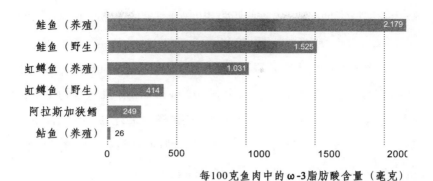

图 10.2　不同鱼类中 ω-3 脂肪酸的含量

　　养殖鲑鱼的 ω-3 脂肪酸含量不像人们常说的那样少，反而比野生鲑鱼要多，虹鳟鱼也是这样。众所周知，养殖鱼比野生鱼含有更多脂肪。而有一些鱼则几乎不含 ω-3 脂肪酸，例如鲇鱼，这种鱼一般都是养殖的。

吃进肚子里的鱼如何变成细胞膜的一部分

　　为什么 ω-3 脂肪酸有这么多好处？简短的回答就是：因为这些脂肪不只是提供能量。至于更详细准确的回答，则需要从头说起。

　　我们之所以需要吃东西，是因为我们需要能量。但是食物不只是为我们提供能量。一提到"脂肪"我们往往第一时间想到"热量"，这种思维定式也让我们对脂肪产生了误解，因为有些脂肪远不只是"热量炸弹"。我们在下文中将会谈及，ω-3 脂肪酸甚至有助于减肥。众所周知，有几种脂肪酸，在人们摄入之后并不会首先被"消耗"，而是成为我们身体的一部分：这些脂肪酸进入我们的细胞膜，根据脂肪酸的不同，细胞膜或变得坚硬或变得柔韧。这能改变细胞的整体功能。

一个重要的例子就是眼睛。但在此之前，你必须知道一点，即 ω-3 脂肪酸有不同的种类。其中有一个种类存在于陆地植物中，包括前文述及的草、亚麻籽和奇亚籽，核桃和油菜籽也含有这种脂肪酸，它就是 α-亚麻酸。这种 ω-3 脂肪酸的分子链有 18 个碳原子和 3 个双键（扭结）。因此它是多不饱和脂肪酸。

摄入 α-亚麻酸之后，我们的身体会对其进行"改造"，这一过程主要在肝脏中进行。在这里，α-亚麻酸的碳链首先会在酶（碳链延长酶和脱氢酶）的作用下被延长。也就是在原先的碳链上再增加几个碳原子。其次，碳链上的扭结也会增加，这意味着这种脂肪酸变得更加不饱和了。在这个过程中，女性和小孩子的身体比男性发展得更好。这告诉我们，经"改造"后更长的高度不饱和 ω-3 脂肪酸对（未出生的）孩子的发育尤为重要。

我们也可以直接摄取这种高度不饱和的 ω-3 脂肪酸，最佳的直接来源就是高脂肪的冷水性鱼类，如鲑鱼和鳟鱼。因为这种脂肪酸只在气温较低时甚至 0℃ 以下才具有流动性。对于鲑鱼来说，这种高度不饱和的 ω-3 脂肪酸就像是一种"防冻剂"，让鱼的身体在极寒的环境下仍然灵活。鲑鱼在冰冷的河水或海水中不会僵硬得像块黄油，反而还会很有活力，这可能对鲑鱼这一物种的生存和繁衍极为有利（海里和河里都有鲑鱼的踪影，它们会生活在便于产卵的水域）。

总之，"嵌入"我们细胞膜里的主要就是这些长链的高度不饱和 ω-3 脂肪酸，它们来源于鲑鱼及其他高脂肪鱼类。这一类 ω-3 脂肪酸中最重要的几种分别是二十碳五烯酸（EPA）、二十二碳五烯酸（DPA）和二十二碳六烯酸（DHA）。

我们的眼睛和大脑中就含有大量的 DHA。DHA 在 ω-3 脂肪酸中又属于比较特殊的存在，因为其分子含有较多的（6 个）扭结，所以整个脂肪酸分子呈圆形，就像一条咬自己尾巴的蛇。这个很是"搞笑"的分子会以特殊的方式影响我们的细胞膜。

终于说到眼睛了。我们的视网膜上有感光细胞，视杆细胞是感光细胞的一种，它主要负责黑暗、模糊及夜间状态下的视觉。它的工作原理是这样的：在视杆细胞的细胞膜中，有一种名为视紫红质的蛋白质分子。在光线的作用下，视紫红质的形态会发生改变，于是视杆细胞就会将信号传送给大脑："有光！"这样我们就看见了。

视紫红质分子被细胞膜上的脂肪酸所包围。也就是说，细胞膜由附着视紫红质分子的脂肪酸组成。视紫红质分子犹如浮标一样，在薄薄的脂肪层（即细胞膜）上游动。根据我们所吃食物的不同，这个脂肪层会由不同的脂肪酸构成，进而影响视紫红质的功能。

研究发现，这种圆圆的、"松散"的 DHA 会通过改善信号传导来促进视紫红质在光线照射下的形态变化。不妨想象一下，假如你要做广播操，是穿着潜水服更好，还是上身穿宽松的短袖、下身穿运动裤更好？在我们的视网膜中，细胞膜里的视紫红质也是一样的：包裹视紫红质的是一种很"宽松"的 ω-3 脂肪酸，就相当于它穿着运动服，所以它做操的效果肯定更好。这里的 ω-3 脂肪酸就像是视网膜的"运动装备"。正因为如此，ω-3 脂肪酸对我们的眼睛非常重要，同样它对胎儿在母体内的视力发育很重要。换句话说，我们或者我们的母亲在怀孕时吃的鱼不只是被消耗并转化成了能量，也有一部分进入我们的眼睛，并让我们的视觉变得更加敏锐。

还有一个同样重要的例子就是大脑。ω-3 脂肪酸中有很大一部分进入大脑这个脂肪含量相当高的器官。早在第 30 孕周的时候，胎儿的大脑就已经有一颗柑橘那么大（100 克）了。再过差不多一年，也就是在出生后第 8 个月，孩子的大脑就已经快速生长到了 1100 克，整整增加了 1 千克之多。大脑中的 DHA 含量也在这段时间里增加了 35 倍！

和眼睛一样，DHA 及其他 ω-3 脂肪酸也在大力支持着大脑的运作。大脑的运作方式其实完全就是信号传导：神经细胞（神经元）之间连续不断的信息交换形成了你的内心世界，构筑了你的思维、幻想和感觉，甚至是它们让你自称为"我"。神经元因 ω-3 脂肪酸的滋养可以改善大脑的信号传导，如此我们的视觉虽然不一定会更敏锐，但是思维一定会更敏锐。

在德国，一项由柏林夏里特医学院参与的研究表明，仅仅通过简单的鱼油胶囊疗养法（每天服用 4 粒鱼油胶囊，总共含有约 1.3 克 EPA 和 0.9 克 DHA），就能显著改善 50 ~ 75 岁成年人的大脑结构。这项研究持续了半年，在此期间，对照组受试者的大脑灰质体积缩小了大约 0.5%。而那些被随机分到实验组的受试者则服用了 ω-3 脂肪酸胶囊，结果，原本正常的脑萎缩现象却被遏制住了，而且脑部结构还得到了改善。在相同的思考任务下，实验组的受试者表现优于对照组。可以这么说，一个受试者的体内积聚的 ω-3 脂肪酸越多，他的"单词流利度"提高得就越多。单词流利度是指一个人能一口气说出以某个字母开头的单词数量。你一口气能说出多少个以"S"开头的单词？说出的越多，说明你的单词流利度就越高。

但我们不仅用大脑来思考，还通过大脑来感觉事物。因此，ω-3 脂肪酸能调节我们的情绪，并且在特定情况下还能改善抑郁症状，抑郁症患者体内 ω-3 脂肪酸的水平往往较低。此外，我们甚至可以通过一个重度抑郁症患者是否缺乏 DHA 来预测他是否有自杀倾向。相反，采用鱼油胶囊疗法（每天服用 4 克鱼油胶囊，其中含有 1.6 克 EPA 和 0.8 克 DHA）几周之后，这些抑郁症患者的大脑功能不仅得到了改善，而且其抑郁症状也有所缓解。

所有这一切的核心机制很可能在于，ω-3 脂肪酸会促进大脑中称为海马的神经细胞新生。上中学的时候我曾学过，人脑中的神经细胞数目在出生以后便不会再增长了，想必大家学的都是这样。然而这一点被证明是错误的。在大脑中一些特定的区域，如海马中，神经细胞是很有可能增加的。据推测，新神经细胞的不断增加不仅有助于我们的学习，甚至还可能有助于我们分辨那些"神经元不会增加"的说法，哈哈，讽刺吧。

大脑中的海马是掌管记忆的核心结构。与此同时，那些抑郁症患者的海马往往会明显小于正常人的海马。抑郁症患者有时就是因为出现了记忆问题才去看医生的。通过磁共振成像，医生能够发现患者海马的缩小程度如何。人们可以通过摄入 ω-3 脂肪酸来促进海马区域神经细胞的新生，这样，抑郁症患者的海马又可以再次生长。就好比是对海马进行了"修复"。虽然这听起来像科幻小说，但是这个功效确实已经在多项研究中得到证实，并且不仅有动物实验，还有人体实验。

一项与之相关的猜想认为，胎儿在出生前的最后一段时间需要非常多的 DHA，以至于如果没有通过食物摄取到足够的 ω-3 脂肪酸，胎儿就会从妈妈的身体里吸取。这样会导致一个不好的结果：妈妈的体内会逐渐缺乏 ω-3 脂肪酸，进而引发产后抑郁，许多妈妈经常对此抱怨不休（图 10.3 反映了两者之间的惊人联系）。我这里并不是要说产后抑郁应该归因于缺乏 ω-3 脂肪酸，造成产后抑郁的原因有很多（激素分泌原因、心理原因等）。但是，至少在某些情况下，多吃点鱼或多摄入一些植物中的 ω-3 脂肪酸能够有效缓解情绪低落甚至抑郁的问题。

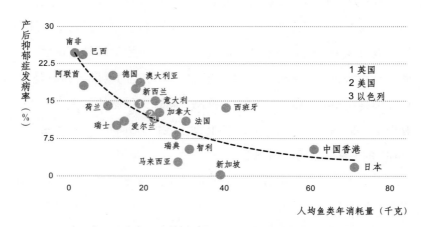

图 10.3　人均鱼类年消耗量与产后抑郁症发病率的关系

　　一个国家或地区的人吃鱼越少，女性生产之后患抑郁症的概率就越高。这是一项观察性研究，的确还不能证明二者之间具有本质联系。但是有一种推测认为，由于大脑发育，胎儿非常依赖 ω-3 脂肪酸，致使胎儿从母体中吸取（除非孕妈妈吃了足够多的鱼）。这易导致母体内缺乏 ω-3 脂肪酸，从而增加了患产后抑郁的风险。

鱼如何"指挥"人体细胞

　　ω-3 脂肪酸不仅会通过嵌入人体细胞膜并改善细胞膜内分子功

　　　　　　减肥、抗老、免疫

能，从而影响我们的身体状态和心理状态，还能与人体细胞的受体结合，并向细胞传送信号。可以说我们摄入的 ω-3 脂肪酸会用一种分子语言同我们的细胞"对话"，并给人体带来益处。

可能你还记得第四章中的内容——脂肪会被运输分子通过血液分配到各个器官。这些运输分子可以防止我们的血液变成漂满了油花的鸡汤。此外，所谓的"游离脂肪酸"也在我们的血液中循环，会有一个蛋白质分子与之相结合，这样，它们就不会凝结成块。这些游离脂肪酸也会附着在人体器官的细胞膜上，从而控制细胞的内部机能。

让我们用腹部脂肪举例，就是那种像腺体一样分泌炎症物质的腹部脂肪。这些炎症物质部分是由脂肪细胞分泌的，部分则是由免疫系统的吞噬细胞侵入腹部脂肪后分泌的。但是无论是脂肪细胞还是免疫系统的吞噬细胞，其表面都附有受体，其中有一类受体就如同 ω-3 脂肪酸的"感应器"。一旦某个游离的 DHA 碰触到这些 ω-3 脂肪酸"感应器"，脂肪细胞和（或）吞噬细胞内部就会产生连串反应，导致一些基因的表达被激活或关闭。好的结果是，通过干扰细胞的基因活性阻止了过量有害炎症物质的形成，从而抑制炎症。ω-3 脂肪酸就好像是一种涂在体内伤口上的药膏。也就是说，我们吃的鳟鱼虽然表面上已经没了生命，但它却不仅成为我们大脑和眼睛中细胞膜的一部分，而且还会"指挥"我们的基因，从而抑制我们体内的炎症反应。

我们怎么强调"抑制炎症"的重要性都不为过，因为所有老年病，从肥胖到风湿病，从动脉硬化到认知障碍，再到癌症，都与慢性炎症过程高度相关，炎症物质会加速这些疾病的发展，甚至衰老进程也很可能是这样加快的。反过来，如果炎症能以较为平和的方式得到抑制，那也就能延缓衰老了。在这方面，现有的一些相关证据引起了人们的高度关注。

例如，阿尔伯特·爱因斯坦医学院的研究人员通过一项发表在《自然》杂志上的大型研究证明，小鼠的衰老进程是可以被人为控制的，就像按开关一样，可以加速或减缓衰老。要想达到这一目的，只需要激活或关闭小白鼠大脑中一个名为"NF-kappaB"的重要"炎症开关"。当一个研究分子生物学的人提到炎症的时候，通常都会提到 NF-kappaB。它就像是人体免疫系统的"将军"，或者也可以说是海军上将，因为人体主要由水分构成，更像是一个"水上王国"。一旦 NF-kappaB 被激活，这位"免疫系统指挥官"就会发动一场"分子战役"：NF-kappaB 控制着上百种基因，这些基因都能大规模地调动身体的防御力量。这在紧急情况下大有裨益，如感冒或受伤时，这个时候，免疫系统的确应该展开防御，让一切重回正轨。只有当免疫系统旷日持久地工作，不受控制并且停不下来的时候（例如当人上了年纪或者肥胖），才会产生附带危害。我们的身体组织也会因免疫过度而受到影响：免疫系统发起的攻击会损坏我们的身体组织，这等于加速了衰老。

小鼠的大脑中有一个叫下丘脑的区域，它虽然很小，却是一个影响力极大的脑部结构，掌管着生长、繁殖和代谢过程，并且还是大脑的"饱中枢"。如果我们激活小鼠脑部某一区域内的 NF-kappaB，则会使一些特定的激素减少。激素的减少会加速小鼠全身的衰老进程，从肌肉萎缩到骨质疏松，它们的皮肤变得松弛，无论是身体状况还是记忆力均有所下降。小鼠衰老得更快，也死得更快。反过来，我们不需要做别的事，只需要抑制它们下丘脑中的 NF-kappaB，便可以避免上述所有灾难的发生，并延长小鼠的寿命。毕

减肥、抗老、免疫

竟，NF-kappaB 扮演的是"指挥官"的角色。

这可真是个惊人的发现。我们通常认为衰老是一个不可避免的结果，人体就像一辆车一样不断被"磨损"，然而这个发现让我们了解到事实并非如此。从这个角度看，衰老更像是一种"程序"，由我们的大脑控制，和青春期类似。如果大脑（尤其是下丘脑）的控制开关被按了下去，那它自然就会加快全身的衰老。

这也带来了一个好消息——如果衰老是一个可以由大脑控制的程序，那么大脑也许就能"重新编程"，从而延缓衰老进程。而这在一定程度上确实是可行的。

在任何情况下，我们都能关掉大脑中的炎症开关。因为有意思的是，下丘脑细胞的细胞膜也附着有 ω-3 脂肪酸的"感应器"。这就意味着，ω-3 脂肪酸如能"关闭"下丘脑中的开关，理论上就可以延缓全身的衰老进程。上述内容目前虽然还停留在推测阶段，但一旦核心真相蕴藏在其中，那么这就意味着常吃鱼可以防止过早衰老。

此外，还有证据表明 ω-3 脂肪酸在抑制炎症方面的功效也有助于减肥。因为肥胖通常会导致下丘脑炎症，严重搅乱下丘脑的正常运行。肥胖不仅会导致腹部脂肪产生炎症，就连大脑也难逃一劫，至少下丘脑是躲不过的。由于下丘脑的功能是让我们产生饱腹感，因此肥胖可能会放慢饱腹感的产生速度。即使有沉积的脂肪也还是会感觉饿？错，逻辑关系不是这样的，正确的逻辑应该是：正因为沉积的脂肪我们才总是觉得饿！这是怎么回事呢？非常简单：正如发炎的鼻子几乎闻不到气味一样，发炎的下丘脑也不再能正确地"闻"到身体的饱腹信号了。如果因为感冒导致鼻子发炎了，至少我们还知道是怎么回事；但如果下丘脑发炎了，我们根本无从得知，至少不能直接感知到，因为大脑本身是没有感觉的。我们只能通过一些现象间接地感知，比如饱腹感减少，总是感觉饥饿。

这样，肥胖者往往会越来越胖，因为下丘脑在发炎状态下并不能感知到身体已经储存了足够的能量。ω-3 脂肪酸可以通过抑制下丘脑的炎症来阻断这个恶性循环。下丘脑又能感知到热量的存在了，饥饿感也就少了。一些研究结果与之相吻合，它们证明了无论是吃鱼还是吃 ω-3 脂肪酸胶囊均有助于减肥。

我们可以得出以下结论：适量地吃高脂肪鱼类和 ω-3 脂肪酸是有好处的。吃鱼有助于降低多种老年病的患病风险，包括癌症、心血管疾病和认知障碍等。目前，有详细的研究表明，鱼类（也包括部分 ω-3 脂肪酸胶囊）甚至可能会降低整体的死亡风险。

高脂肪鱼类和 ω-3 脂肪酸胶囊能对抗炎症性疾病，如四五十岁年龄阶段频发的关节炎（风湿病，或者更确切地说是风湿性关节炎），当然它们并非万能药。不过倒是可以在总体健康的生活方式中将其作为一种不错的补充方法。

综上，我的建议是，每周吃一两次高脂肪鱼类。不喜欢吃鱼的人可以考虑用 ω-3 脂肪酸胶囊作为替代品，尤其是肥胖人士和已确诊炎症性疾病的人士。鱼油胶囊的正常服用量为每日 2 粒，最多 3 粒。一颗胶囊中通常有 1 克鱼油，其中有一半多是各种不同 ω-3 脂肪酸的混合物，一般来说主要是 EPA 和 DHA。

提示：有一种分子蒸馏的鱼油胶囊不含汞和其他有害物质。磷虾油可以作为鱼油的替代品，二者的功效应该差不多。还有一种替代品是藻油，比较适合素食者。最好把这些胶囊放冰箱保存，否则容易变质。

减肥、抗老、免疫

脂肪：小结与建议

脂肪——仅仅是这字眼就暗示了摄入它的后果——吃脂肪长脂肪，这已是老生常谈了。事实上，每克脂肪大约能产生 9 千卡的热量，的确比碳水化合物和蛋白质高，后两者每克只能产生 4 千卡的热量（1 克纯酒精的热量是 7 千卡）。此外，我们还可以形象地把血管想象成排水管，过多的脂肪显然会导致血管堵塞。综上所述，对脂肪的"妖魔化"能取得这么大的反响和共鸣，真的一点也不奇怪。而"谈脂色变"的影响就是，我们摄了更多的快碳水和含糖的加工食品，而这些在一定程度上更有害。

时至今日，我们终于弄清了大多数脂肪是无害的，并且还有很多脂肪非常健康，特别是 ω-3 脂肪酸，它主要存在于亚麻籽、奇亚籽、核桃、菜籽油和高脂肪鱼类（鲑鱼、鳟鱼、鲱鱼等）中。某种食物是否有利于身体健康，其所含的热量不是决定性的考虑因素，更重要的是这种食物是否对人体生理机制有好处。我们摄入的脂肪酸中，有一部分会嵌入我们的细胞膜，并转化为一种信使物质，例如 ω-3 脂肪酸就有助于抑制炎症。

一些脂肪酸的"信使"特性也是肥胖群体和老龄群体的福音。排水管和血管从生物学的角度来讲没有多少相似性，因为动脉硬化也是一种炎症性疾病：LDL 颗粒堆积在血管壁上，进而引发炎症。这就说明了为什么 ω-3 脂肪酸不仅不会堵塞我们的血管，而且还能通过抑制炎症降低心血管疾病的患病风险。此外，ω-3 脂肪酸还有助于降低很多其他老年病的患病风险，如风湿病这种炎症性疾病。鉴于肥胖和炎症通常相伴而生，因此，ω-3 脂肪酸也是肥胖的

"克星"。

另外，健康的脂肪也是胰岛素抵抗人士的好朋友。因为胰岛素抵抗的程度会随着年龄的增长而逐渐加重，所以上了年纪以后少吃一点碳水、多吃一点脂肪，可能是有益处的。我现在摄入脂肪就比以前更多了，并且主要通过亚麻籽、坚果、橄榄油、菜籽油、牛油果、黑巧克力和鱼类来摄取脂肪。我吃奶酪也比以前多了一点。

一条原则是，不饱和脂肪酸比饱和脂肪酸更健康。然而，即使是饱和脂肪酸，有些也还行，尤其是奶酪。对于黄油和现在炒得很热的椰子油，我们应该持中立态度。椰子油之所以被炒作，是因为人们经常错误地把它当成 MCT 油，也就是一种主要由健康的中链饱和脂肪酸（中链甘油三酸酯）所构成的油。然而椰子油中仅含有15% 的中链甘油三酸酯。但也请不要误解：椰子油确实不错，只是它不算什么灵丹妙药而已。

但是有几种高脂肪食物，请你一定要坚决拒绝，无论卖得多便宜都不要买，因为它们含有反式脂肪酸。这些食物包括：香肠、甜甜圈、柏林圈（一种包着果酱的小面包）、薯片、薯条等油炸食物、预制比萨，还有外面卖的烘焙食品（加工食品）。

减肥、抗老、免疫

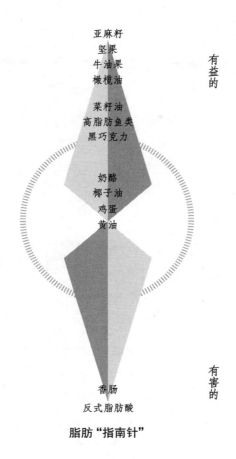

亚麻籽
坚果
牛油果
橄榄油

菜籽油
高脂肪鱼类
黑巧克力

奶酪
椰子油
鸡蛋
黄油

有益的

有害的

香肠
反式脂肪酸

脂肪"指南针"

与传统偏见不同，大部分脂肪都是健康的，很多高脂肪食物甚至被强烈推荐。只有反式脂肪酸是大家无论如何都要拒绝的，它有百害而无一利。

第十一章

别吃维生素片！

除非……

所有人都需要的维生素 D_3

你几乎用不着吃维生素片。如果你喜欢喝鲜榨果汁或者含多种维生素的混合果汁，那就挺好的，但是最好把量控制在每天一杯。可别把果汁当成水果的替代品。

大部分维生素片都是纯"智商税"，甚至还有几种维生素片是有害的。例如，大量服用维生素 A 和 β 胡萝卜素甚至会增加死亡风险。

然而有一种维生素，据现有的研究，就算是它的片剂也能降低死亡风险，它就是维生素 D_3。从多个方面来看，维生素 D_3 都属于一个特例。正如前面提到的，我们的身体喜欢营养物质的"大杂烩"，而非某种单一的营养物质。顺便说一句，如果你遵循本书的建议，你会惊喜地发现，你摄入了比人体所需更多的维生素和矿物质。

但维生素 D 是个例外，主要是因为含有维生素 D 的食物很少。含维生素 D 的食物主要包括高脂肪鱼类（如鲑鱼、鳟鱼、鲱鱼等）、鱼肝油以及经过日光照射的菌类。大部分维生素 D 是由人体自行合成的，因此从严格意义上讲维生素 D 根本不算维生素，因为维生素的定义是"维持人体正常生理功能，并且只能从外界获得的一种微量元素"。但你可能也知道，如果有充足的阳光（更确切地说是紫外线）照射皮肤的话，人体就可以自行合成维生素 D，并且这是唯——种可以

减肥、抗老、免疫

由人体自行合成的维生素。

为什么地球上有一部分人在进化过程中形成了浅色的肤色？可能是为了让他们的身体合成更多的维生素 D。皮肤中的黑色素会抵御紫外线照射，所以深色皮肤其实是一种天然的防晒因子。深色皮肤一直以来都是非洲大草原上的主流肤色，曾几何时，所有的智人都生活在这一片广袤的土地上。离赤道越远，比如说越往北走，紫外线照射就越少，人体合成的维生素 D 也就越少。在德国，冬天的光照实在是太少了，以至于白皮肤都不能自行合成维生素 D。所以德国人才会选择在沙滩上度过他们悠长的假期。

可想而知，德国人严重缺乏维生素 D，许多研究都证实了这一点。一些专家认为血液中的维生素水平高于 50 纳摩尔 / 升才算是理想的。但当我们总结所有的研究结果时又会发现，也有很多说法称 75 纳摩尔 / 升才是理想值。然而，无论采用哪种标准，德国人的维生素 D 水平实在是太低了。如图 11.1 所示，德国人维生素 D 水平的平均值即使是在夏天也没有达标。毫不夸张地说，德国几乎在全国范围内都存在维生素 D 缺乏现象。

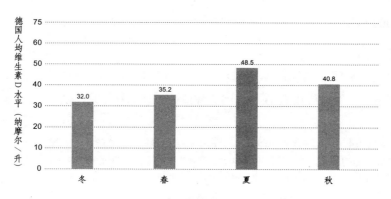

图 11.1　一年四季德国人的维生素 D 水平

总而言之，我们需要维生素 D，而且这个"我们"包括每一个人，有些人甚至比其他人需要得更多。维生素 D 片有两种，分别含有维生素 D_2 和维生素 D_3，其中维生素 D_3（胆钙化醇）的效果更好。鱼类所含有的以及我们的皮肤所合成的都是维生素 D_3。

　　数十年以来，我们一直都知道维生素 D 最主要的功能是促进人体对钙的吸收。所以维生素 D 有利于骨骼的强健，能防止儿童出现骨骼畸形，也就是人们俗称的"佝偻病"。然而，近几年人们发现，人体的各个器官实际上都有维生素 D 受体，所以维生素 D 的功能丰富多样，到目前为止我们并没有完全探明。例如，最近，人们又发现维生素 D 具有预防感冒的功效。这也就解释了冬季我们为什么会经常感冒，因为冬天人体的维生素 D 水平最低。此外，经过对 56 项可靠科学实验的细致评估，人们发现服用维生素 D_3 片能很好地预防过早死亡。根据最新的分析，维生素 D_3 能够将死亡风险降低至少 11%！

　　对，正是维生素 D_3。但是我们要吃多少才能达到前文述及的标准呢？这取决于每个人的自身情况。不过作为参考标准，我们可以说：每天摄入 1000 ~ 2000 国际单位（IE 或 IU）对于大多数成年人来说已经足够了（1000 国际单位相当于 25 微克）。而每天摄入 4000 国际单位对于成年人则是安全范围之内的最大量，请不要超过这个量。[①]

　　如果你夏天经常晒太阳，那么夏末秋初时（8 月和 9 月）应该就不需要补充维生素 D 了，因为你体内已经储存了足够的维生素 D。

[①] 新生儿每天要补充 400 国际单位（约 10 微克），最好一出生就开始补充（尤其是母乳喂养的时候，因为母体本身通常缺乏维生素 D，因此母乳中维生素 D 的含量也很低）。一岁以上的孩子建议每天补充 600 国际单位（约 15 微克）。

在这种情况下，你可以从 10 月开始每天补充 1000 国际单位，寒冬时加到 2000 国际单位，待到来年春天万物复苏时再慢慢减量。我就是这么做的。

我要给所有爱晒太阳的人一个忠告：晒太阳也要适度，不要把皮肤晒伤了，也不要晒红皮肤。最理想的状态是让阳光均匀地照射在身体每个部位，也就是说，宁愿中午赤裸着身体晒上 20 分钟，也不要让脸部在炙热的阳光下烤一个小时。夏天时，我每天都会给脸（包括耳朵！）和脖子涂上防晒霜，防晒系数至少为 30，从理论上讲，这意味着你在阳光下停留的时间能够延长 30 倍，并且多数时候我还会戴上一顶帽子。

以下几类人群比其他人需要更多的维生素 D：

- 许多老年人在户外活动的时间比较少，所以维生素 D 缺乏症在老年群体中非常普遍。此外，人在上了年纪以后，皮肤合成的维生素 D 也减少了。因此，老年人全年都应该保持每日摄入 2000 国际单位维生素 D 的习惯。
- 由于维生素 D 属于脂溶性维生素，因此它主要储存在脂肪细胞中。脂肪越多，被"吞掉"的维生素 D 也就越多，所以（重度）肥胖人士需要补充更多的维生素 D。
- 肤色越深的人，需要的维生素 D 越多。
- 生活在大城市里的人，晒太阳通常较少。如果你是每天朝九晚五坐办公室的大城市白领，那你就需要更多的维生素 D。（此外还需要考虑地缘因素，日照时间少的地区的居民普遍比阳光充足地区的居民需要更多的维生素 D。）

素食者：至少补充维生素 B$_{12}$

　　B 族维生素通常是由植物合成的，只有一个例外是维生素 B$_{12}$。这种独特的维生素是由微生物合成的，在植物中几乎找不到它的踪影。也就是说，素食者（尤其是完全素食主义者）至少要服用维生素 B$_{12}$ 补充剂，建议服用量为每天 250 微克。这一点也适用于处于孕期及哺乳期的素食女性，而且这些人要更加严格地执行，因为缺乏维生素 B$_{12}$ 可能会给胎儿的神经造成损伤。别不当回事！缺乏维生素 B$_{12}$ 会抵消素食的所有好处。如果你不吃鱼的话，我还建议你吃点 ω-3 脂肪酸胶囊（除鱼油胶囊之外，也有可供素食者选择的替代品，如藻油胶囊）。

　　最新研究发现，B 族维生素中的各种维生素（B$_1$、B$_2$、B$_3$、B$_5$、B$_6$、B$_7$= 生物素，B$_9$= 叶酸和 B$_{12}$）合作紧密，互相配合，就像是一支管弦乐队里的不同演奏者。如果你过量补充其中某一种维生素，比如大量服用叶酸片，可能就会加剧维生素 B$_{12}$ 的缺乏。因为 B 族维生素中的某一种会"掩盖"另一种。这就好比低音提琴的声音过大，盖住了其他乐器的声音，毁掉了原本美妙和谐的 B 大调交响乐。虽然这只是一种推测，但它可能表明吃调配好的复合维生素 B 片比单独吃维生素 B$_{12}$ 要好。B 族维生素是水溶性的，因此过量服用也只会导致尿液中含有更多维生素而已。

　　现在我们所谈及的都是猜测。但是，服用复合维生素 B 片可能对我们每个人都有益处。B 族维生素虽然不会像维生素 D$_3$ 那样降低死亡风险，但却能将脑卒中的风险降低 12%。

　　很多人在步入老年以后都会出现大脑逐渐退化（脑萎缩）的现

　　减肥、抗老、免疫

象，B 族维生素可能有助于抑制脑萎缩。在牛津大学的一项研究中，科研人员让有记忆力减退现象的老年受试者在两年的时间里大量服用复合维生素 B 片。在对照组受试者脑萎缩愈发严重的同时，测试组的受试者的脑萎缩现象却几乎得到了完全的抑制。可惜的是，并不是每个人都有如此效果。进一步的分析表明，复合维生素 B 片只在那些血液中 ω-3 脂肪酸水平较高的受试者身上有效果。这再一次说明我们应该吃富含 ω-3 脂肪酸的食物，也再一次说明人体更喜欢各类营养物质的"大杂烩"，但如何使各种营养物质达到最理想的组合，我们目前还无从得知。不过有一点很明确：我们最好通过均衡的膳食来获取均衡合理的营养。

我每天摄入 1000 ~ 2000 国际单位的维生素 D_3，冬天会加量，夏天会减量甚至不吃。夏季，我会更多地沐浴在阳光下。我一般一周吃一次鱼，每天都吃亚麻籽，还经常吃核桃。偶尔长时间吃不到鱼的时候，谨慎起见，我会每天吃两粒 ω-3 脂肪酸胶囊。为了保护大脑，我还会时不时地吃一片复合维生素 B 片。在新的研究结果出现之前，在人们发现更好的方案之前（我也在殷切期盼），我会一直这么做。在这些方面，我们需要密切关注新研究结果的出现（例如，哈佛大学的科研人员正在进行一场大规模的实验，分别测试维生素 D_3、ω-3 脂肪酸以及这两种营养物质的组合效果）。我的结论是，有少数几种维生素片非常好，但总体上我还是更喜欢每天所吃的各种天然食物，它们富含多种营养物质。

第十二章

最有效的禁食方法

什么时间吃什么，吃多少，影响大不同

看看这两只可爱的小东西吧！

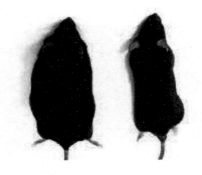

这是来自同一基因株的两只小鼠。它们身长相同，年龄相同，最重要的是，它们自出生起吃的东西都完全一样。不仅食物一样，连量也一样。天啊，这怎么可能呢？为什么左边的小鼠很胖，而右边的却那么瘦？

不妨把小鼠想象成人。关于他们，我们什么也不知道。只看到了这两个人一胖一瘦。你首先会想到什么？你是不是首先会怀疑那

减肥、抗老、免疫

个胖子吃得比那个瘦子多？但是我再重申一遍，他们吃的东西相同，量也一样多。

顺便提一下，人们给这两只小鼠喂的是一种"鼠类快餐"。因此上图中左边的小鼠长得胖丝毫不用奇怪。真正需要解释的是为什么右边的小鼠那么瘦。除了快餐，是不是人们偷偷给它喂了乳杆菌或是别的什么神奇的物质，能让它奇迹般地免受肥胖的困扰？不，这些都没有。

既然如此，基本上只剩下一种常规的解释了：右边的小鼠一定受了严格的体能训练，而左边的小鼠则是个大懒虫。但事实也并非如此。

真正的答案非常简单，却又出乎所有人的意料，并且这个答案为我们指明了一种效率极高的减肥方法：左边的胖小鼠一天到晚都在吃它的那份快餐，不分昼夜；而右边的瘦小鼠每天则在某一固定的时间段内进食，也就是夜间，这个时间段是小鼠的活跃时间。更确切地说，夜间的 8 个小时是右边的小鼠可以用来进食的时间，其余的 16 个小时它必须禁食。

小鼠很聪明，在这种情况下，它迅速学会了如何在如此"短暂"的进食时段里将自己的肚子填饱。结果就是，虽然它与左边那只一直在进食的小鼠吃了等量的食物，但它依然可以保持纤瘦。不仅如此，它在变老的过程中一直很健康，这本就很令人惊讶，再一想到它们吃的是不健康的快餐，就更加让人觉得不可思议了。而左边那只总是在进食的小鼠不仅以肉眼可见的速度发胖，而且还患上了很多由营养过剩导致的老年疾病，如高血压、脂肪肝、炎症以及胰岛素抵抗。

想一想，如果小鼠和人类之间存在一些相似性，那么这个发现说明了什么，或至少可能说明了什么。这一发现当然不只是从两只小鼠身上观察到的，而是无数只小鼠。实验是由美国知名研究机构——索尔克生物研究所（Salk Institute for Biological Studies）的科研人员开展的，其结果发表于《细胞代谢》（*Cell Metabolism*）等重要期刊上。众所周知，肥胖的标准解释是基于热量平衡原理得出的。人是怎么变胖的？因为摄入的能量超过消耗的能量，也即我们吃得太多且（或）动得太少。这一说法的潜台词就是：一千卡就是一千卡，跟什么时候进食没关系。该说法也与我们看到一个肥胖者时脑子里最初浮现的想法一致：这个人一定经常暴饮暴食且（或）非常懒！

"能量平衡"听起来是个逻辑缜密的物理学概念，并且从最基本的层面上讲也是无可非议的，毕竟能量又不会随风飘散。这也适用于我们所摄入的能量。但只要我们着眼于复杂的生物体，比如小鼠或者人，我们就会发现上述原则实在是行不通了。

我们首先来考虑一下卡路里的概念。某种食物的卡路里含量是人们通过燃烧食物样本所确定的，而且就是字面意义上的"燃烧"。例如，我们拿起一小块胡萝卜，将其放入一个纯氧加压的钢制容器中。现在我们需要做的就是利用电极（可以说有点像轻微的雷击）来点燃这块胡萝卜。钢制容器本身则被放置在一个装有水的容器之中，我们要测量水的温度，水温升得越高，食物样本的热量就越高，其"卡路里"也就越高。1卡路里其实就是在1个大气压下将1克水提高1摄氏度所需要的热量。

到目前为止，一切都处于正常运转中。据我了解，你几点给钢制容器"喂食"都无关紧要，因为对一个容器来说，1卡路里就只是1卡路里。但是对几百万年以来已经适应了地球自转昼夜更迭规律

减肥、抗老、免疫

的生物来说，情况可能就不一样了。对生物来说，重要的可能不仅仅是摄入了多少卡路里，摄入的时间也很关键。

近几年，人们发现了这种情况的严重性：我们的新陈代谢在不同时间是完全不一样的。我这样说，并不是为了证明我们的身体违背了物理学的基本规律，它也的确不可能违背。但是，根据我们的进食时间或时段，人体会对我们摄入的东西进行不同的处理。例如，在特定的条件下，它可能会在转化为能量后被消耗掉，而不是被储存成脂肪。因此，人体的新陈代谢并没有违背物理学规则，它只是为复杂的状况提供了一个新的观察视角。所以我们要比钢制容器复杂。

昼夜交替的规律深入我们的细胞内部，甚至深入我们的基因里。在我们的遗传基因中，有多一半都顺应着这个规律。也就是说，成千上万的基因的活跃度会根据时间的变化而变化。在某个器官中，如肝脏，无数的基因在清晨最为活跃，而其他基因那时却相对安静。在一天中不同的时段，人体器官中不同的细胞会因为基因活跃度的不同而合成不同的蛋白质。甚至可以说，一个人在不同的时间就是不同的有机体，作为一个有起床气的人，我很能证明这一点。

这一切都是理论的空中楼阁吗？非也。现实情况非同寻常。例如，我们给受试者设定相同的进食时间，早晚各一次，即使这两次餐前禁食的时间完全相同，受试者的身体反应也截然不同。例如，清晨，胰岛素敏感度最高，所以早上进食后血糖升高的幅度是最低的。由此，早上摄入的各类营养物质（碳水化合物尤甚）最容易被消耗掉。随着一天中时间的流逝，人体对血糖的控制就会越来越差，从这个角度来说，就算晚餐和早餐的进食量完全一致，我们晚上吃的也"相当于"早上的两倍。说得夸张一点，晚上的我们就如同"临时性的糖尿病患者"。这个时候摄入碳水化合物就成问题了。

鉴于此，什么时候吃，结果真的大不相同。在一项研究中，科研人员将肥胖的女性受试者分成两组。所有的女性都吃相同的（低热量）食物，热量也相等，唯一的区别就是第一组"早餐多、晚餐少"，而第二组正好相反——"晚餐多、早餐少"。结果显示，第一组的女性明显减掉了更多的体重。而且（或者说与之相关地），第一组女性的血糖水平在实验结束时也有了明显的好转。这并不是说我们每一个人都必须吃早餐吃到撑，尤其是当我们在早上完全感觉不到饿时。然而，我们应该认识到，将全天总能量的主要部分放在早上摄入，总体上更为健康。

决定因素不仅仅是"什么时间吃多少"，还有"什么时间吃什么"，这一点在上文中已经有所提及。事实上，我们会随着一天中时间的流逝逐渐变成一个"轻微糖尿病患者"，这表明，我们最好把碳水化合物放在早晨或者中午吃。由于早上的胰岛素敏感度比较高，我们的身体在这个时候就能较快地处理涌入血液的葡萄糖。同等量的碳水化合物，如果放在晚上吃的话，就会为我们的身体带来更大的负担。

造成这种现象的其中一个原因是一种名为"褪黑素"的睡眠激素，这种激素的分泌也严格遵循昼夜变化规律，明亮的日光会抑制褪黑素的合成。天一黑，褪黑素的浓度就会增加，我们就会产生困倦感。就连胰腺上合成胰岛素的细胞也有褪黑素的受体，褪黑素与这些受体一结合，胰岛素的分泌就会被抑制。此时，胰腺在一定程度上可以说是进入了"睡眠"状态，这就导致人体对血糖的调控在晚上及夜间是比较受限的。如果我们在胰腺"打盹儿"的时间吃下一颗大土豆，那么由于胰岛素分泌不足，葡萄糖分子在我们的血液中循环的时间就会延长。

这就带来了一种风险，即这些葡萄糖分子从内部将人体"黏合"起来。

基于这一点，把全麦面包、谷物、水果拼盘等健康碳水化合物放在早晨和中午吃，是比较理想的。下午可以摄入一些含蛋白质的食物，如鱼排配沙拉和蔬菜等，晚上则可以多吃一点高脂肪食物，包括牛油果、坚果、橄榄油和奶酪等。

但是与其过分关注于这些主要营养物质，还不如把进食的时间控制在某一特定的时间段。这也因人而异，需要自己尝试。比如我个人就觉得早上8点到晚上8点这个进食窗口期比较合适。虽然我不是那种极端自律的人，但是对我来说，坚持下去也不是很难，我一般都只在这12个小时内吃东西，其余12个小时则会禁食。如果我对自己要求更严格并且想要减掉一些沉积脂肪的话，我会把这个时间段限制在早上9点到晚上7点（19点）。至于哪个时间段更佳，现在还不好说。但是那个针对小鼠的实验却在一定程度上揭示了一个规律：这个时间段越短，效果就越明显。但是归根结底，最重要的还是找到一个适合自己的节奏，让自己可以按照这个节奏健康地生活，而且比较容易坚持。

限时进食为什么好？为什么不能不间断地获取宝贵的能量和营养物质？如果你不太相信，那就自己试试，让我们看一看限制进食时间能给身体带来什么影响吧。

功效1：限制进食时间让生物钟更规律

将进食时间限制在一天中的某几个小时之内的一大好处是，能让身体形成一个更自然的、顺应昼夜变化的生物钟。如前所述，人体的器官甚至是基因都遵循着昼夜更迭的节律。简单来说，从基因活跃度来看，我们的器官——肠道、肝脏、胰腺等都在为早餐做着准备。

一天中，基因的活跃度会随着时间的变化而变化。人体细胞会调整运作模式。就和人类一样，人体细胞也无法同时做所有事情。晚上我们通常不会吃很多，体内细胞也就不会被亟待处理的营养物质"轰炸"，此时段对于它们来说非常适合进行清理工作。黏附着的或是其他有害的蛋白质结构以及受损细胞此时被清除了。我们可以把这种情况比作节日时人们纷纷走上街头庆祝，如果市政部门在庆祝期间就开始打扫，那必然会扰乱节日活动。因此清理工作都是等到活动结束后才开始，也就是夜间。如果条件允许的话，人体也基本会在夜间开展它的"清理"工作。

但如果我们晚上打开冰箱门（对于以前的我来说不是什么新鲜事儿），拿出一盒巧克力脆片冰激凌，那细胞的清理工作就会受影响。肝脏等器官中的基因本来打算美美打个盹儿，但现在它们不得不极不情愿地被这些朝着它们袭来的热量"吵醒"，没错，它们必须处理这些热量。mTOR 开始运转，其他基因则陷入静息状态，尤其是那些引领细胞内清理和修复工作的基因。因此，吃夜宵打乱了基因活动原本正常规律的节奏。

但是，如果将进食的时间限制在白天的某一特定时段，那么人体昼夜运转的节奏就会得到稳固，经研究，这也有助于改善睡眠。年纪大了以后，这种昼夜节律经常会变乱，人的睡眠变得不稳定，容易"碎片化"，所以老年人常常会出现睡眠障碍。在这种情况下，限制进食时间并且不吃夜宵是有助于改善的。一言以蔽之，只有当昼夜运转的节奏与进食—禁食的节奏保持一致时，人才会拥有最佳

减肥、抗老、免疫

的生物钟。

功效 2：从或长或短的禁食周期谈起

限制进食时间对身体有益的第二个原因是进食的间歇。过去的人们每天吃传统的一日三餐，但是现在生活在大城市里的白领们总是吃吃喝喝，甚至直至深夜还在吃零食。

如果我们不间断地给细胞输入各种营养和热量，就会受到胰岛素和与之相似的 IGF-1、mTOR 等生长因子的影响，细胞就处在了一个持续生长的状态中。说白了就是细胞在不断地老化。如果我们有一段时间不进食，胰岛素和 IGF-1 的水平以及 mTOR 活性就会降低。细胞随后启动自我清理程序，也就是细胞自噬。身体从生长状态转为休息状态。

这样，当我们每天夜里开启禁食模式的时候，我们的身体就会进行休整和恢复。正如近期研究所发现的，进入睡眠状态以后，大脑也会开启"自我清理"模式，部分可能会导致阿尔茨海默病的蛋白质碎片就在这个过程中被清理了出去。英文单词"breakfast"（早餐）精准地体现了这一理念：夜间是一个简短的禁食周期，这种禁食状态在每天清晨被打破。

"禁食"这一话题当下很流行，在这样一个前所未有的营养过剩的时代，它被炒作似乎并不奇怪，正是因为"过剩"，才让"主动禁食"显得十分有吸引力，它能够彰显我们的性格，彰显我们的自律。如今，只要我们愿意，就能够随时开启禁食状态。

总的来说，我认为"禁食"不失为一种好趋势。但我也觉得我们对"禁食"的普遍看法有些夸大其词了，至少禁食对身体的好处被高估了。对于传统意义上的禁食，我的理解是：一年进行一到两次，在此期间全天不吃或只吃一点东西。之后，一切恢复正常。

　　我不是说如今的禁食模式很荒谬。我自己也尝试过，并且收获满满。我觉得全天或连续几天禁食很不容易。虽然"饿着肚子睡觉"听起来没什么，但我试了一下却觉得真的很痛苦。不过比较好的是我发现我第二天清晨还能照常起床，而且一切正常，没有出现任何问题。这就是我从禁食经历中学到的最珍贵的一课——你可以舍弃你曾经认为无法舍弃的东西。

　　有个小诀窍能让禁食变得容易一些：在禁食开始的前几天将饮食调整为"低碳高脂"的食物。身体一旦缺乏碳水化合物，就必须更多地消耗脂肪。有趣的是，这种模式与禁食状态有一定的相似性，因为人体在禁食状态下也是消耗脂肪的——禁食时或是在极低碳水饮食状态下，储存在人体内的碳水化合物（糖原）会很快被耗尽，人体就会将目标转移到储存的脂肪上。在这种情况下，推动人体这台复杂机器运转的是脂肪，而非葡萄糖。从人体细胞的角度来看，供能的脂肪是来源于食物还是来源于人体本身，可能没有太大区别。

　　几天不吃东西会让你对食物有新的理解和敬畏之情——当你恢复进食时，你会觉得一颗小小的草莓成了珍馐。总之，正如很多人所说，禁食能够磨炼意志，鼓舞人心。禁食的那段记忆让我变得更坚强了——当我抵达某个只有垃圾食品的地方，我就想：好吧，那就不吃了呗。我知道这能行，我还知道这为什么能行。因为暂时饿一饿是没有问题的。

　　禁食还是治疗许多疾病的"良药"。几百年前人们就有这样的猜

减肥、抗老、免疫

想，过去几年科学研究也都证实了这个古老的智慧法则。其中最重要也是最可靠的例子是关于 2 型糖尿病的。2 型糖尿病的核心问题是器官的脂肪沉积，如肝脏和肌肉等，导致它们无法对胰岛素信号做出反应，进而无法从血液中摄取葡萄糖。

正如本书开头部分所提到的，英国纽卡斯尔大学的科研人员为一群肥胖的糖尿病患者实施了为期 8 周的低热量饮食疗法，每天的饮食就是营养液和 3 小份蔬菜。此外，科研人员还让这些患者每天至少喝 2 升水。虽然他们并不是在参加只喝水、不吃饭的禁食活动，但每天的热量总摄入还是被限制在 600 千卡以内（他们平常每天会摄入 2000 千卡甚至更多热量）。

这个饮食疗法取得了惊人的效果：实行仅一周后，这些受试者的肝脏处沉积的脂肪就减少了 30%，他们的肝脏细胞又能对胰岛素做出反应了。空腹血糖水平也快速回归了正常。分泌胰岛素的器官——胰腺处的脂肪也在逐渐减少。8 周的饮食计划结束时，这些患者的胰岛素反应与健康的人相当。（注意：一定要在医生的监护下实行这种饮食计划，特别是涉及药物的时候，因为药量必须不断进行计算和调整。饥饿疗法见效非常快，它使得糖尿病患者吃的药少了，并且很有可能再也不用吃药！）

人们还观察到，禁食对高血压和风湿病也有相似的积极作用，它在这些方面的效果相当明显。但这也属于比较极端的案例，这种极端的饥饿疗法无法长期执行，只能作为长跑中的发令枪，此后还是需要人们改变饮食习惯。因为最终影响我们的身体健康的并不是我们一年中某一两天做的事，而是我们每天的生活习惯。让我们拿体育运动和禁食做一下比较吧。从基本层面来讲，体育运动和禁食都能带来热量缺口，而且两者都能提高胰岛素敏感度，降低血压。

但是没有人觉得一年中执行一两次为期5天的高强度运动计划很好，没有人觉得这么做是持久有效的，我们都觉得应该经常锻炼。这就解释了为什么我觉得大家对禁食的普遍认知是言过其词的，是被夸大的。只有当我们将禁食周期缩短再缩短，并将其纳入每天的生活中（比如限制可进食的时段），禁食的效果可能才会达到最大。每天晚上8点以后就不再吃东西了——我承认，这并不会把你带往极乐世界，也绝非某种超然的体验，更不是通往启蒙的通途。正如慢跑与马拉松的挑战及光芒相比同样相形见绌。但二者并不矛盾，而且对我来说，为了健康地老去，慢跑的作用更大，更重要。

限制每日进食时段并不是将禁食融入日常生活的唯一方式。一些比我更自律的人会觉得每周禁食1~2天（或大幅减少食量）很有帮助，而且这大抵也是促进细胞自噬的好方法。

有几类人无论如何也不能禁食，一天也不行。这几类人分别是孕妇、哺乳期妇女、备孕期妇女、儿童、老年人和低体重人士。备孕期妇女的禁食行为会让她的身体觉得她在经历饥荒，从自然的角度来讲饥荒时期并不适合繁育后代；儿童需要生长，不能禁食；老年人和低体重人士也不能禁食，因为较长时间的饥饿减少的不仅是脂肪，还有本就所剩无几的肌肉。

这种限制进食时段的方式较为温和，仅仅是稳定人体生物钟这一点（婴儿除外），就足以说明它对我们大多数人都不失为一个好方法。有不少人觉得限制进食时段是理所当然的，也有不少人现如今做不到限时进食。在新的研究结果带来更好的理念之前，我认为：限制进食时段是最简单、最有效的禁食方式。

小结

无论是关于进食时间还是关于"禁食"这一话题，都充斥着各种各样的偏见和半真半假的谎言。有个广为流传的说法是，人们必须吃早餐；有些人认为较长时间禁食是有害的，另有一些人则觉得禁食就是修仙。理性地看，我们可以将相关的知识总结为以下几点：

● 如果你早上起床后并不觉得饿，那就不应该强迫自己吃早餐，虽然早餐应该是一天当中最重要的一餐。事实上，这可能是一个适当延长夜间禁食时间的好机会。不过最好能把一天中的大部分热量摄入放在中午前完成，而且无论如何都不要在睡觉之前吃东西。

● 清晨，我们的胰岛素敏感度最高。这个时候的人体能够最有效地消耗快碳水。随着一天中时间的流逝，胰岛素敏感度越来越低，也就是说，像烤土豆和意大利面这种食物最好放在中午吃，而不是晚上。

● 将进食的时间限制在一天中某个特定的时间段（对抵抗肥胖和老年疾病）是很有益处的，例如限制在 8-20 点。至于我们在这个时间段内是少食多餐，还是吃 2 ~ 3 顿正餐，则并不要紧，无论是从减肥的角度来看还是对身体健康来说都没有什么大的影响。更重要的是，不要在晚上吃大餐，要严格执行夜间禁食。

● 禁食几天不会给身体带来什么伤害，相反，这是推动人体细胞进行自我清理（细胞自噬）的有效方法。这种方法尤其会给糖尿病和风湿病患者带来积极效果。

● 什么才是最有效的禁食方式？这是一个开放性的问题。如果将禁食与其他对身体有益的活动（如运动、健康饮食、睡眠和放松等）进行比较，最关键的因素可能是规律性和经常性：一年进行一次极端禁食和一年进行一周高强度运动训练的效果可能是相同的。将禁食周期缩短并融入日常生活（每天夜间、每周连续禁食 24 小时等）可能更有效。

后记

最重要的

12 个饮食建议

1. 吃天然的食物

第一条也是最重要的一条法则：请尽可能地吃未经加工的食物。说白了就是直接从大自然中获取的食物，是没有配料表的食物，多数情况下也是没有包装的食物（豆类、坚果、种子和香料植物除外）。每一种蔬菜和水果都符合上述条件，也可以适量食用鱼类和肉类。一些人管这些叫"真正的食物"（real food），在超市和传统集市上可以买到这些食物。

一些食物虽然经过了加工，但是依然很健康，其中一种就是全谷物食物，包括全麦面包和粗加工麦片等。此外，酸奶、奶酪、特级初榨橄榄油、冷榨菜籽油、茶和咖啡也都属于这类食物。葡萄酒和啤酒也可以归入此类，当然前提是你能保证摄入的量不超过推荐量。我们所说的"健康的加工食品"，往往都是那些有着上千年历史的传统食品。

你也可以将这条法则改写为行动导向型法则，即：亲自做饭。当然，把新鲜的食材做成美味的菜肴是需要花时间的（但你活得更健康了，也延年益寿了，完全可以把这点时间赚回来），把预制比萨放进烤箱确实更容易，但话说回来，把一条新鲜的鱼放进烤箱也没有比烤预制比萨多费多少时间。从省时的角度来说，我觉得现在超市里提供的各种预制沙拉和切好的蔬菜很方便，虽然它们都不能储存很久。我最爱的一道菜，超级简单，准备时间最多 15 分钟：煎过的鲑鱼撒上迷迭香后与混合沙拉和籽粒搭配在一起，最后再淋上橄榄油。或者用全麦面包与牛油果（酱）作为午餐，有时会加一个水煮蛋。

如果你经常吃不到天然食物，或者你经常出现在吃不到天然食物的地点（会议室、火车站等），请不要自暴自弃（"除了这些没得吃了！我还能吃什么呢？我就是环境的牺牲品啊！"），而是尽量避开这种环境。你可以在启程之前准备一盒自己最喜欢吃的水果、蔬菜，或者一块全麦面包，你也可以带上一个苹果或一袋坚果。在路上的几个小时尽量不要吃东西，不要让垃圾食品破坏你宝贵的食欲。对于优质的天然食物，我们要坚定选择，绝不妥协。

2. 让植物性食物成为餐桌上的主角

第二条重要法则是：多吃蔬菜，少吃动物性食物。成为配菜的不应该是蔬菜，而应该是肉类。事实上，一切处于自然状态的植物和食用菌都是你所能吃到的最健康的食物。不论煎、炒、烹、炸，几乎没有什么植物性食物会让你摄入的能量超标（当然土豆和米饭除外）。

但一旦涉及高度加工的植物性食物，就可能变得不健康，比如其中可能掺了糖和白面。炸薯条和薯片是典型的植物垃圾食品。糖、白面、薯条、薯片……这些例子也告诉我们一个事实：虽然某一份素食可能非常健康，但素食者并不一定就能过上健康的生活。我所说的植物性食物都是那些一眼就能看出是植物的食物。

3. 吃鱼优于吃肉

荤菜界有一条清晰的"鄙视链"：高脂肪鱼类和海鲜最健康（油炸的鱼类产品除外），白肉紧随其后，如鸡肉和火鸡肉，而且肉类来源的动物本身要生活得很健康（仅因为这一点，我就不会选择来自大规模工业化养殖场的肉类）。如果你喜欢牛肉、猪肉这样的红肉，那时不时地吃一吃就好了，而且要选择未加工的肉，不要吃香肠！不要吃热狗！我自己大概遵照这样一个法则：每周吃 1～2 次鱼，每月吃 1～2 次白肉，每年吃几次草饲牛的牛排、野味或者乡间烤肉。除上述几种食物外，我会首选以下几种蛋白质来源：扁豆、菜豆、鹰嘴豆等豆类，以及布格麦、坚果、亚麻籽、奇亚籽和麦芽。

4. 多吃酸奶和奶酪，少喝牛奶

在奶和奶制品这个话题上，最关键的问题不是脂肪含量，脱脂和全脂之争并不是我们应该首要考虑的问题，真正关键的问题在于是否发酵。作为"瘦身帮手"的酸奶是尤其值得推荐的（开菲尔酸奶可以作为替代），奶酪（包括很像奶酪的夸克酸奶）也是没什么问题

减肥、抗老、免疫

的。至于牛奶，我认为它对成年人来说没多少健康益处，谨慎起见，请把每天喝牛奶的量限制在 1 ~ 2 杯（我自己也只是在做咖啡的时候加入一点点牛奶）。酸奶很适合搭配一些健康的小零食，我每天都会用一小碗酸奶拌着蓝莓和（或）草莓来吃。如果你喜欢的话，还可以往里面加入麦芽、亚麻籽或奇亚籽、坚果或燕麦片，最后再撒一些黑巧克力碎……

5. 尽量少吃糖，抵制反式脂肪酸

"尽量少吃糖"的意思不是完全不吃糖，吃一点甜菜挺好的，往麦片或是你喜欢的其他食物里适当加入一点糖也是不错的选择。还有一些食物自身就含有糖，如麦芽，麦芽中还含有许多丰富的营养物质（植物蛋白、纤维素、维生素 E、叶酸、ω-3 脂肪酸、亚精胺……），所以即使它含糖，我也每天都会吃上满满一勺。但请果断拒绝那些加工零食，如薯片、饼干，以及一切在烤制过程中加入蜂蜜的加工点心。

6. 脂肪没那么可怕

摄入脂肪并不一定会让你长胖。认人惊讶的是，在肥胖这个问题上（关键词：胰岛素抵抗），健康的脂肪更像是我们的益友。其中单不饱和脂肪酸与多不饱和脂肪酸尤其值得推荐。至于对应的食物，我想说，你完全可以尽情享受各种坚果带给你的快乐，特别是你觉得最好吃的那几种（经验法则：每天吃两把，我自己一般会在吃第二顿饭的时候吃坚果，当然有时候也会在两顿饭之间吃，灵活掌握就好）；你还可以吃高脂肪鱼类（如鲑鱼、鲱鱼等）以及已经提过无数遍的亚麻籽、奇亚籽、葵花籽等。另有几种优质脂肪来源，包括牛油果、橄榄油和菜籽油，奶酪也是可以的。至于黄油，适当吃吃也无伤大雅。

7. 瘦身建议 1：肥胖群体可以尝试低碳水饮食

平均来看，低碳水饮食的减重效果是相当明显的，但归根结底仍取决于每个人的身体状况，你需要亲自尝试，除此以外，别无他法。另外，如果你患有在肥胖人群中多发的胰岛素抵抗，那就别吃快碳水食物了，包括白面包、土豆和大米等。其实就是要避免吃糖，也可以说是避免果糖，但不要"一刀切"地放弃所有水果，也不要放弃豆类等慢碳水食物。注意：低碳水饮食并不等于阿特金斯饮食。在第五章末尾，我已经介绍了一份健康的低脂饮食应当含有哪些成分。如果你想减肥，那就最好花上 2 ～ 3 周的时间来试试这种饮食方式，看看你的身体对此如何反应。

8. 瘦身建议 2：让蛋白质发挥作用

谈到饱腹感这个话题，1 千卡就并不总是 1 千卡了。蛋白质显然比脂肪和碳水化合物更能让人饱腹。如果你想减肥，那不妨尝试一下提高蛋白质在饮食中的比重，比如酸奶、夸克酸奶（蛋白质含量非常高）、鱼类、海鲜、坚果、种子及所有豆类（菜豆、豌豆、鹰嘴豆、扁豆等）。鸡蛋则要适量吃，每天最多吃一个。

9. 瘦身建议 3：控制你的进食时间

一个很简单的保持身材的小妙招：把进食时间限制在某一特定的时间段，比如早上 8 点到晚上 8 点（"八八定律"）。从某种程度来说，这个时间段越短，效果越好。不要大晚上翻冰箱！如果你早上起来还不觉得饿，那好，遵从你身体的感受吧，别吃早餐了，把夜间禁食的周期再延长一点。不过最好把一天当中的大部分热量都安排在上午或中午摄入，不要在晚上吃大餐。虽然我每天晚上基本也吃正餐，但最晚从上床之前两小时（大部分时候是三四小时）开始，我就不会再吃任何东西了。当然，喝杯水还是可以的。

10. 瘦身建议 4：用 ω-3 脂肪酸减少脑部炎症

肥胖可能会伴随着脑部区域（下丘脑）的炎症，而恰恰是这个部位让我们产生饱腹感。这就像是大脑"感冒了"，下丘脑不再能"嗅"到饱腹信号了。结果就是，即使我们很胖，但依然很饿，也可以说是"因为我们很胖，所以我们很饿"。ω-3 脂肪酸有抑制炎症的作用，有助于对抗肥胖。大脑的"感冒"一旦得到缓解，大脑的饱中枢就又能对饱腹信号做出反应了，饥饿感就减少了。优质的 ω-3 脂肪酸来源包括：核桃、奇亚籽和亚麻籽、菜籽油，尤其是高脂肪鱼类。ω-3 脂肪酸胶囊（鱼油、磷虾油和藻油）可以作为次要选择。

11. 别吃维生素片

这句话不是教条。但是有一个最重要的例外——维生素 D_3（每天可补充 1000 ~ 2000 国际单位）。另有，ω-3 脂肪酸胶囊和复合 B 族维生素片也可以吃。此外，素食者（尤其是完全素食者）还须服用维生素 B_{12} 补充剂。

德国人中并没有出现普遍缺乏维生素的现象，当然，如果个人的饮食习惯不好，还是会缺乏维生素的。但在德国，维生素 D 和 B 族维生素中的叶酸，人均摄入量太少了，多摄入一点会更好（尤其是经常饮酒的人）。最健康的叶酸来源包括抱子甘蓝、罗马生菜、熟菠菜、莴苣、豆类、麦芽、西蓝花、牛油果和橙子。

至于盐，请少放，而且请选用碘盐。不妨试试用各种植物香料，如迷迭香、百里香、香菜或者来自异国的香料，如肉桂和姜黄等。只要加一点柠檬汁就能让一道菜芳香四溢，大放异彩！

12. 享受食物带来的快乐

很多人会想，一切都好，唯独快乐没了。你可能还想问我：卡斯特先生，当一切都只围着健康转的时候，你不觉得这太悲哀了吗？对这些食物哪来的热情呢？如果你这样问我，那我也会以个人的名义诚实地回答你：重获健康、摆脱心脏病的感觉真的很美好（单这一件事的美好，我就已经无法用语言来形容了）。但抛开这一点不谈，我也很享受我现在的饮食，比以前更享受。以前我吃薯片和炸薯条吗？我吃。但如今我几乎不吃垃圾食品了，每个人都必须在"健康"和"享受"之间找到一条属于自己的路，我觉得这二者并不是相互排斥的，至少对我来说肯定不是。我不觉得我牺牲了我的快乐，这是实话，我不搞教条主义那一套；我也不觉得我现在的饮食方式意味着放弃快乐，相反，它丰富了我的菜单和食谱，它是简单而纯粹的美味。

我很期待听你分享阅读本书后的趣事。把你最爱的食谱发给我吧！（或许我能以这种方式收集到更多的食谱，又或许我会把最美味的一份食谱纳入本书未来可能会有的新版本中。）

祝愿大家每天都有好胃口！

你们的巴斯·卡斯特